Besuchen Sie uns doch im Internet!

www.mey-verlag.de

Bibliografische Information der Deutschen Bibliothek
Die Deutsche Bibliothek verzeichnet diese Publikation in der Deutschen Nationalbibliografie; detaillierte bibliografische Daten sind im Internet unter http://dnb.ddb.de abrufbar.

2. überarbeitete Auflage November 2017

Autor: Leo M. Kohl

Co-Autoren: Tobias Peinel, Richard Vogel, Lucas Pursch und Mina Schwaberau

Lektorat: Daniel Funk

Satz/Layout: Jean-Pierre Schwarze | JPS Werbung

Covergestaltung: Jean-Pierre Schwarze | JPS Werbung

Illustrationen: Mina Schwaberau

ISBN: 978-3-98187-14-4-9

Printed in the EU

Leo M. Kohl

ASPERGER

mein Leben zwischen Intelligenz und Gefühlsleben

... aber ich habe gelernt damit umzugehen!

Mey Verlag

„Autismus hat gewissermaßen bei Jedem eine andere Farbe.
Bei dem einen ist er rot, bei einem blau, beim dritten grün.
Es gibt selbstverständlich keine blauen, roten oder grünen autistischen Menschen.

Daher existiert nicht nur eine einzige Form von Autismus, sondern er ist bei jedem anders ausgeprägt."

Peter Vermeulen

INHALTSÜBERSICHT

Prolog

Asperger-Syndrom, was ist das?

Habe ich noch nie gehört. Kenne ich nicht.

Einige werden sicherlich so reagieren, aber ich glaube, wenn ihr das Buch gelesen habt, wisst ihr, wovon ich rede, oder in diesem Fall schreibe. Ich verspreche euch, ihr werdet euch nicht langweilen, denn ein Asperger-Autist führt ein sehr aufregendes, wenn auch teilweise anstrengendes, Leben.

Die Idee, ein Buch über Asperger-Autismus zu schreiben, entstand kurz nach meiner Seminarfacharbeit. Das Thema meiner Seminarfacharbeit war: „Asperger - Diskrepanz zwischen Intelligenz und Gefühlsleben". Mein Ziel war es, Hintergrundwissen zu vermitteln und Anregungen zu geben, um Verständnisprobleme zwischen Asperger-Autisten, Lehrern, Eltern sowie Gleichaltrigen zu minimieren. Und das möchte ich auch gern mit diesem Buch erreichen. Die Erklärung für „meine" und nicht „unsere" Seminarfacharbeit findet ihr später.

Nachdem ich meine Arbeit verteidigt hatte, bekundeten viele Eltern, Lehrer, Schüler und Bekannte Interesse an der Thematik und mir wurde angeraten die Seminarfacharbeit, als Buch zu veröffentlichen. Ich war überrascht und erfreut zugleich.
Nach einigen Überarbeitungen, Kürzungen des fachlichen Teils und Ergänzungen im privaten, emotionalen Bereich, kann ich euch nun mein Werk präsentieren. Natürlich wählte ich das Thema nicht zufällig. Ich selbst bin seit 19 Jahren ein Asperger-Autist. Doch dank meiner langjährigen Therapie bin ich aber inzwischen in der Lage, meine Gedanken zu reflektieren. Bis dahin, glaubt mir, musste ich auch sehr viele negative Erfahrungen, gerade im sozialen Umfeld und im schulischen Bereich, durchleben.

Wer Interesse hat, mich und meine echt chaotische Familie näher kennenzulernen, liest einfach weiter. Ich erzähle euch, wie ich es geschafft habe, ein fast ganz normales Leben zu führen. Wie mich andere erlebt haben und erleben. Auch wie ich mich in den verschiedensten Situationen gefühlt habe. Einige meiner ehemaligen Mitschüler, aus der Zeit am Gymnasium, erzählen euch, wie sie mich kennenlernten, welche Probleme sie mit mir hatten und warum wir mittlerweile doch Freunde sind. Dabei ist es natürlich ganz wichtig zu differenzieren, zwischen meinem damaligen und dem heutigen Verhalten.

Natürlich werde ich nie so sein wie andere, aber ich kann inzwischen mit mir selbst umgehen. Ich habe gelernt, den Alltagsdruck von mir zu nehmen, und so verläuft mein Leben etwas einfacher.

Ihr findet in dem Buch, sogar eine Art Gebrauchsanweisung für Aspis, wie wir umgangssprachlich liebevoll genannt werden, für den schulischen sowie den privaten Bereich. Meine Mutti wird natürlich auch einige Anmerkungen machen.

Mit der Unterstützung meiner Familie, die sich auch viel Mühe gegeben hat so viel Erinnerungen wie möglich ans Tageslicht zu kramen, möchte ich euch einen Einblick, in das Gefühlsleben eines Aspis, geben. Den Umgang meiner Mutti mit mir beschreibe ich so ausführlich wie möglich.

Leider kann ich nicht die ganze Welt retten, aber ich hoffe, dem einen oder anderen Betroffenen kann ich Mut machen, Hilfe anzunehmen. Völlig egal in welchem Alter.

Liebe Eltern.

Ich weiß, ihr seid häufig überfordert und völlig am Ende mit den Nerven. Wisst vielleicht gar nicht, warum euer Kind sich anders verhält, nur, dass es anders ist. Ich bin mir sicher, wenn ihr das Buch gelesen habt, versteht ihr vieles besser. Bestimmt findet ihr einige Ratschläge, wie ihr einfacher und stressfreier mit eurem Liebling umgehen könnt. Ich möchte Eltern, die an ihre Grenzen kommen, Wege aufzeigen, wie sie aus der Stressfalle herauskommen und sich und ihrem Kind helfen können.
Menschen, die sich auch anders wahrnehmen, möchte ich ermutigen, ihre Krankheit anzunehmen, und lernen damit umzugehen.

Trotz meiner guten Absichten war es für mich nicht einfach, so viele persönliche und emotionale Erlebnisse der Öffentlichkeit preiszugeben.

Ich hoffe jedoch, mit diesem Buch auch einen Anstoß für Pädagogen geben zu können, nachfolgende Generationen von Schülern besser zu verstehen, und sie somit besser in den Schulalltag integrieren zu können, um ihnen eine Schulzeit zu ermöglichen, in der sie nicht jeden Tag unter psychischer Belastung arbeiten müssen.

Mein riesengroßer Vorteil war und ist - ich kann zu Hause so sein, wie ich bin. Ich werde geliebt, auch wenn ich nicht funktioniere. Ich kann meine Gedanken aussprechen, ohne Angst haben zu müssen, nicht mehr geliebt oder bestraft zu werden. Auch meine Freundin und meine Freunde, akzeptieren mich so, wie ich bin.

Erklärungen zum Begriff „normal“

Wenn ich über normale Menschen und normale Kinder schreibe, meine ich damit nicht, dass ein Aspi unnormal ist, sondern einfach nur etwas sonderbar auf andere Menschen wirkt. Allerdings sind Aspis häufig wirklich so richtige Schlaubi-Schlümpfe und können, durch ihre logische, analytische Denkweise, verschiedene Situationen, welche nichts mit Emotionen zu tun haben, sehr schnell durchschauen und binnen Sekunden abschätzen, was verschiedene Handlungen für Konsequenzen haben. Das sind dann die Momente in denen sie, als Klugscheißer bezeichnet werden, weil sie das mit keinerlei Emotionen mitteilen, sondern rein logisch. Prinzipiell ist das Gesagte auch häufig richtig, nur hört der Gegenüber nicht zu oder wird gleich aggressiv, weil es sehr schroff klingt. Aber Emotionen und Rationalität passen bei einem Aspi nicht zusammen. Rational handeln sie intuitiv, sich emotional zu erklären kostet sie viel Mühe und Überlegung, das geht keinesfalls spontan.

Normal lässt sich einfacher schreiben, als immer eine lange Erklärung abzugeben.
Der Begriff, ein Mensch ist normal, ist sowieso in meinen Augen unpassend… wer sagt, was normal ist und was nicht? Ich verwende „normal“, weil die Gesellschaft bestimmte Normen, Regeln oder Verhaltensweisen, an die man sich hält, als normal bezeichnet. Abweichend von der Norm, wird man als „anders“ bezeichnet. Meine persönliche Meinung ist ja, dass es keineswegs „unnormal“ ist, wenn man über seine Handlungen nachdenkt und nicht alle Anweisungen hinnimmt, ohne sie zu hinterfragen. Vielleicht habe ich wirklich manchmal komische Ansichten, aber ich finde mich nicht „unnormal“, so wie es mir viele Jahre durch einige Außenstehende vermittelt wurde.

Was ist Asperger-Autismus?

Keine Panik, so trocken ist das Thema gar nicht. Und da nicht jeder etwas mit dem Begriff anfangen kann, nicht weiß, wie die Menschen funktionieren und woran man die Krankheit erkennen kann, will ich euch ein bisschen was dazu erklären.

Psychische Erkrankungen im Allgemeinen sind in unserer Gesellschaft keine Seltenheit. Viele Menschen leiden im Erwachsenenalter an psychischen Erkrankungen, wie Panikattacken, Depressionen oder Neurosen und Zwangsneurosen. Häufig bekommen sie dann als Grunddiagnose das Asperger-Syndrom gestellt. Aber warum? Die derzeit bestehenden Probleme haben doch nichts mit dem Asperger-Autismus zu tun? Doch haben sie, denn es können die Begleiterscheinungen für das nicht therapierte Asperger-Syndrom sein.

Das Asperger-Syndrom ist eine tiefgreifende Entwicklungsstörung aus dem Autismus-Bereich, die sich bereits in der frühen Kindheit, als eine Art Kontakt- und Kommunikationsstörung, bemerkbar macht. Das Syndrom wurde 1944 von dem Wiener Arzt Hans Asperger erstmals beschrieben.
Diese Krankheit ist unheilbar und macht sich häufig schon vor dem dritten Lebensjahr bemerkbar. Ungefähr 0,5 bis 2% aller Menschen sind davon betroffen, Studien zufolge betrifft es mehr Jungen als Mädchen. Bei Mädchen äußert sich das Asperger-Syndrom meist versteckter. Sie laufen, eher als Jungen, Gefahr, unentdeckt und somit ohne Diagnosestellung zu bleiben. Ein Asperger-Autist hat, im Gegensatz zu anderen Formen des Autismus, keine allgemeine Entwicklungsverzögerung und auch keinen Rückstand in der sprachlichen sowie kognitiven Entwicklung. Häufig gibt es jedoch eine auffallende Ungeschicklichkeit.

Gibt es dafür eine Ursache?

Die Ursache ist bisher nicht eindeutig geklärt. Eine Vererbung, auch generationsübergreifend, ist wahrscheinlich. Verschiedene Neurologen sehen die Erklärung für den Autismus in den einzelnen Gehirnregionen. Kinder, Jugendliche und Erwachsene gleichermaßen, weisen einen Gendefekt auf. Die Entwicklung des Gehirns verläuft schon vorgeburtlich anders, als bei gesunden Kindern. Es konnten veränderte Funktionen und auch Strukturen, überwiegend der beiden Schläfenlappen, ebenfalls den Frontlappen des Großhirns und des Kleinhirns, nachgewiesen werden. Die Zellen in der Großhirnrinde agieren anders und haben ein anderes Aussehen im Vergleich zu normalen Zellen. Diese Unterschiede, und die damit veränderte Gehirnfunktion, bewirken die beobachtbaren Verhaltensauffälligkeiten und kognitiven Besonderheiten. Beispielhaft sind hier gute Fertigkeiten der Formerkennung, jedoch haben sie Schwierigkeiten in der Bewegungswahrnehmung. Außerdem besitzen sie gute Fähigkeiten im logisch-schlussfolgernden Denken. Konträr dazu sind die Probleme der Handlungsplanung und Zielorientierung sowie anderen Besonderheiten und Einschränkungen.

Es können auch Begleiterscheinungen, wie ADHS oder ADS, Psychosen und vieles mehr, hinzukommen. Wichtig ist immer, die Ursache dafür herauszufinden.

Typische Merkmale eines Aspis

Die Menschen werden als intelligent, teilweise analytisch und mathematisch hochbegabt, mit akkurat-penibler Sprache, beschrieben. Allerdings haben sie große Schwierigkeiten sich an ihre soziale Umgebung anzupassen und Kontakt zu gleichaltrigen Kindern aufzunehmen. Da ihre Intelligenz in den meisten Fällen normal ausgeprägt ist, oder zusammen mit einer Hoch- oder Inselbegabung einhergeht, werden sie von ihrer Umwelt als wunderlich und merkwürdig wahrgenommen. Betroffene entwickeln oft leidenschaftliche Spezialinteressen, da sie eine besondere Fähigkeit haben, Details wahrzunehmen. Sie verfügen über gute bis sehr gute sprachliche Fähigkeiten, einen häufig perfekten sprachlichen Ausdruck, bis hin zu formeller, pedantischer Sprache.

In den Bereichen logisches Denken oder visuelle Wahrnehmungen zeigen sie teilweise überdurchschnittliche Leistungen. Sie nehmen Gerüche, Geräusche und Farben intensiver wahr. Außerdem verfügen sie oft über ein fotografisches Gedächtnis. Außergewöhnliche, eingegrenzte Interessen sind ein charakteristisches Merkmal, ebenso wie der Drang, Details zu analysieren und systematische Regeln und Muster zu erkennen. Ihr Gehirn stellt andere Verknüpfungen her, als die bei einem neuronal typischen Menschen. Sie haben eine Vorliebe für Routinen und Rituale, da sie Schwierigkeiten mit jeglichen Veränderungen haben. Ebenfalls haben sie Probleme mehrere Dinge auf einmal zu tun und sie sind sehr strukturiert. Sie haben häufig nonverbale und auch oft verbale Verhaltensprobleme. Ein Asperger-Autist arbeitet am liebsten allein.
Sie können die Gestik und Mimik ihres Gegenübers häufig nicht deuten. Somit sind zwischenmenschliche Beziehungen für sie sehr anstrengend. Er versteht sein Gegenüber nicht und dieser ihn mindestens ebenso wenig.

Wie funktionieren diese Menschen?

Menschen mit Asperger-Syndrom erleben sich selbst als anders. Jedoch gelingt es ihnen manchmal, durch ihre Begabungen und Neigungen, bestimmte Merkmale zu kompensieren und somit für Außenstehende wie alle anderen zu erscheinen. Sie können zwar ein relativ normales Leben führen, sind aber nicht in der Lage ihre Kompetenzen optimal einzusetzen. Es gelingt ihnen einfach nicht, soziales Verhalten intuitiv zu verstehen. Die vielen Nuancen in der zwischenmenschlichen Kommunikation zu differenzieren, ist für einen Aspi fast unmöglich. Somit haben sie, trotz der verbalen Fähigkeiten, große Schwierigkeiten im Bereich der Kommunikation. Soviel Mühe sie sich auch geben, sie können sehr selten ihrem Gegenüber das erklären, was sie wollen, empfinden oder meinen. Für andere reagieren sie meistens falsch.

Ihr werdet keine zwei Autisten finden, die sich gleichen. Jeder hat eine andere Ausprägung, andere Begabungen und Defizite. In einem Punkt gleichen sich alle Aspis, sie haben häufig ein „Schwarz-Weiß-Denken". Dass es Graustufen im Denken gibt, können sie im Laufe ihres Lebens vielleicht erlernen, aber verstehen werden es die meisten nicht. Ihnen begegnen immer wieder die vielen Facetten des Alltags und schon kommen sie an ihre Grenzen, denn sie können nur die Verhaltensweisen anwenden, die sie sich angeeignet haben.

Ein Asperger-Autist hat einen ausgeprägten Gerechtigkeitssinn und hält sich an Gesagtes oder richtet sich danach. Er braucht Verlässlichkeit, nur so kann er Vertrauen aufbauen. Enttäuscht man einen Aspi, kann er kaum wieder Vertrauen zu der Person fassen. Verspricht er etwas, hält er sich auch daran. Allerdings ist er nicht spontan mit Zusagen oder Versprechen. Er wägt vorher genau ab, bevor er etwas verspricht oder wie ich zu sagen pflege: „Ich plane die Eventualitäten der nächsten 20 Jahre voraus."

Genauestens geplant, kann er dann eine Zusage oder Absage erteilen. Mit Menschen, die sich nicht an ihr Wort halten, kann er nicht umgehen und sie auch nicht verstehen, denn in dem Moment wird sein Plan durcheinander geworfen und es entsteht wieder dieses unsortierte Chaos im Kopf. Sie bekommen Panik und reagieren, jeder auf seine Art, unverständlich für andere. Sie werden ruhig und ziehen sich zurück oder werden unkontrolliert wütend. Häufig sagen sie dann ganz offen und ehrlich, was sie davon halten und das führt zu schweren Diskrepanzen, auch innerhalb der Familie. Diese Menschen meinen das wirklich nicht böse, sie sind einfach nur gnadenlos überfordert. Ein Aspi ist in dieser Situation nicht in der Lage seine Gedanken zu sortieren und sich angemessen zu äußern. Zu seiner eigenen Überforderung kommt dann meistens noch eine Strafe seines Umfeldes, für sein nicht normales Verhalten, hinzu. Und wieder verfällt er in die „Ich bin nicht gut"-Haltung.
Angst und mangelndes Selbstbewusstsein, sind seine ständigen Begleiter. Sie haben jedoch gelernt, teilweise bis zur Perfektion, dieses nicht zu zeigen, denn in dem Moment wären sie noch verletzbarer. Sie zweifeln immer an sich selbst, weil sie ja wissen, dass sie anders sind. Im Kindesalter merken sie meistens schon, dass sie alles „falsch" machen. Die vielen Abstufungen der Gestik und Mimik bleiben für Aspis ein Buch mit sieben Siegeln. Also muss er sich auf das Wort seines Gegenübers verlassen können.

Ein Aspi sagt immer ehrlich, was er denkt. Muss er dennoch eine Notlüge anwenden, ist das für ihn sehr kompliziert und er tut es meist nur aus Angst. Aus Angst, wieder etwas falsch zu machen oder gemacht zu haben und bestraft zu werden. Meistens aber lernt er, Dinge einfach nur zu verschweigen. Viel lieber würde er das sagen, was er denkt, doch damit eckt er sehr oft an. Tatsachen schön verpacken und ausschmücken kann er nicht wirklich, versucht er es dennoch, wirkt es sehr holprig und gekünstelt. Das versteht er auch nicht, er selbst braucht eindeutige, verlässliche Ansagen. Ein Aspi betrachtet alles sehr analytisch.

Entgegen der Annahme, oder Aussage einiger Psychologen, dass Asperger-Autisten nicht mitfühlen können, bin ich der Meinung, dass sie sehr wohl fühlen und mitfühlen. Sehr intensiv sogar und ich glaube, sie wirken oft nur so emotionslos, weil sie nicht verstanden werden. Sie können ihre vielen Emotionen nicht ausdrücken und zuordnen. Ein Aspi braucht eine Bezugsperson, daran erkennt man schon, dass er sehr wohl Gefühle hat. Im Kindesalter sogar oft durch körperlichen Kontakt, wie Kuscheln, später dann mehr durch Worte, Gesten und Taten.

Ironie, Sarkasmus oder Zynismus zu verstehen oder dass Gesagtes anders ausgelegt werden kann, ist für sie oftmals kaum nachvollziehbar. Sie können vieles erlernen, aber das Erlernte zu verstehen, und umzusetzen, ist mit sehr viel Anstrengung verbunden. Dazu bedarf es sehr viel Zeit, Geduld und Verständnis aus dem sozialen Umfeld sowie viel Liebe und Aufmerksamkeit seitens der Familie.

Therapiemöglichkeiten

Aspis, die ohne Hilfe bleiben, erkranken oft an psychischen Störungen.
Durch eine entsprechende Therapie können jedoch die Defizite verringert und somit die Lebensqualität erhöht werden. Medikamentös ist die Krankheit nicht zu therapieren, lediglich die Begleiterscheinungen, wie Depressionen oder auch AD(H)S.

Häufig wird ein Asperger-Autist nicht erkannt, da im Besonderen die Kinder ihr Anderssein nicht artikulieren können und sie große Defizite im emotionalen Bereich haben. Allerdings muss auch nicht jeder Aspi therapiert werden.
Je nach Ausprägung sind sie durchaus in der Lage, sich ihrem sozialen Umfeld anzupassen und auch einem Beruf nachzugehen. Ihre Umwelt nimmt sie mitunter, als sonderbar war, dennoch meistern sie ihren Alltag problemlos. Nicht selten sind die Symptome sehr ausgeprägt, und in diesen Fällen ist eine Therapie im Kindesalter empfehlenswert, um Folgeerkrankungen einzugrenzen. Meistens handelt es sich hierbei um eine Langzeittherapie. Auch wenn das Asperger-Syndrom nicht heilbar ist, so kann man mithilfe eines ganzheitlichen, individuell abgestimmten Behandlungsansatzes die Symptome lindern. Empfehlenswert ist jedoch, eine Therapie unmittelbar nach der Diagnosestellung zu beginnen und individuell auf den Betroffenen abzustimmen. Oftmals eingesetzte Therapien sind zum Beispiel die Ergotherapie, die Psychotherapie, soziales Kompetenztraining, betreutes Wohnen, eine schulische Begleitung beziehungsweise Arbeitstraining oder eine Verhaltenstherapie, im Idealfall mit Tieren.

Wie wichtig ist die Familie für einen Aspi?

Die Familie wird für einen Asperger-Autisten immer prägend sein. Ohne deren Unterstützung und Verständnis, werden sie, je nach Ausprägung, kaum in der Lage sein, ein normales Leben zu führen. Es steht außer Frage, dass der Umgang mit einem Aspi für die Eltern und Geschwister eine große Herausforderung ist, aber das sind nun mal häufig die engsten Vertrauten.
Verwandte und Freunde ziehen sich oftmals zurück, da sie die Ehrlichkeit sowie das Verhalten und die Reaktionen der Kinder, auf bestimmte Situationen als frech, vorlaut und unerzogen empfinden. Und hier kommt wieder die Therapie zur Sprache. Im Rahmen einer Familientherapie, bei der die ganze Familie eingebunden wird, kann der Umgang mit einem Asperger-Autisten erlernt werden.
Wenn alles optimal läuft, lernen beide Seiten, wie sie miteinander umgehen können. Manchmal brauchen auch Geschwisterkinder Unterstützung in ihrer eigenen Entwicklung, da es vorkommen kann, dass ein Aspi seine Geschwister unbewusst verbal verletzt und sie auch viel „zurückstecken" müssen.

Die Pubertät ist die wichtigste Phase im Leben betroffener Jugendlicher. Konnte vor diesem Zeitpunkt eine Therapie begonnen werden, ist die Wahrscheinlichkeit, dass der Heranwachsende, ein fast normales Leben führen kann, sehr hoch. In der Regel lernen Mädchen schneller den Umgang mit ihrer Familie und dem sozialen Umfeld, da sie, wie bereits erwähnt, sich besser an Situationen gewöhnen und sich Verhaltensmuster der anderen, abschauen können. Allerdings kommt es häufig vor, dass sie ohne eine Therapie nur „funktionieren". Sie bleiben oftmals lange Zeit unsichtbar autistisch, da sie für ihre Umgebung nicht auffällig sind und normal erscheinen. Jungen hingegen fällt es schwerer, bestimmte Abläufe zu erlernen und umzusetzen. Sie müssen zuweilen jede soziale Situation neu lernen, um sich adäquat

Verhalten zu können. Zwischenmenschliche Beziehungen belasten diese Kinder und Jugendlichen und kosten sie enorm viel Kraft. Hilfreich ist es, den Menschen Freiraum und Privatsphäre, welchen sie selbst definieren, zu gewähren.

Warum selbst Bedienungsanleitungen zu Hobbys werden können.

Die Freizeit ist sehr wichtig. Sie bietet einem Aspi Raum, sich zu erholen und seinen Gewohnheiten nachzugehen. Spezielle Interessen sind typisch für Asperger-Autisten und treten häufig bei Kindern auf. Bei Erwachsenen hat das ausgeprägte Interesse oft nachgelassen. Auch die Freizeit ist geprägt von stereotypen Verhaltensweisen, wie zum Beispiel dem Drang nach Ordnung und Struktur. Sie wird nicht spontan genutzt, ihr wird ein regelmäßiger Platz im festen und strukturierten Tagesablauf zugeteilt. Dieser strikte Zeitplan ermöglicht es, wenn er eingehalten werden kann, den Betroffenen zur Ruhe zu kommen. Die Interessen bündeln sich meist auf ausgefallene und spezifische Themenbereiche. Diese können ungewöhnlich für Kinder des jeweiligen Alters wirken. Neben üblichen Freizeitbeschäftigungen können auch „Lego spielen“, Zugfahrpläne, Kriege oder auch Bedienungsanleitungen als Hobby dienen. Sie kommen größtenteils aus Naturwissenschaften, Technik, Geografie oder Geschichte, denkbar ist aber jedes Thema. Der erhöhte Anteil von Hobbys mit fachlichem oder naturwissenschaftlichem Bezug beruht auf dem logischem, durch Fakten und Gesetze klar geregeltem und nachvollziehbarem Charakter, im Gegensatz zu der emotionalen Ebene von zwischenmenschlichen Beziehungen, welche mit Logik teils schwer zu verstehen sind. Aber auch die intensive Verfolgung eines Themas kann auffällig sein. Beispielhaft ist hier das Sammeln jedweder Information dazu oder häufiges Erzählen darüber, zu nennen. Die Bedeutung des Interesses geht für den Betroffenen über das eines Hobbys

hinaus. Es kann sogar fester Bestandteil des Lebens werden, im Extremfall auch andere alltägliche Dinge verdrängen, beziehungsweise können sie zum neuen Mittelpunkt ihres Lebens werden.
Die Ursachen für außergewöhnliche Interessen sind bislang nicht nachgewiesen, jedoch gibt es zwei Ansatzpunkte. Wie oben bereits erwähnt, haben die Hobbys meist einen eher fachlichen Bezug und können ohne soziales Interagieren ausgeübt werden. Mit dem logischen Hobby entsteht ein Ausgleich für den stressigen Alltag, in dem man gezwungen ist, sich mit anderen Personen auseinanderzusetzen. Diese Erklärung kommt aus der Verhaltenspsychologie.

Die Neurobiologie sieht den Ursprung hingegen im Aufbau des Gehirns, welches bei Asperger-Autisten sehr gute neuronale Vernetzungen von benachbarten Gehirnarealen aufweist, jedoch bei dem weiter entfernten Gehirnkern Störungen hat, beziehungsweise schwächer vernetzt ist. Dies würde das Erlernen von spezifischen Teilbereichen begünstigen, aber das Einordnen des Erlernten im Zusammenhang erschweren.

Persönliche Einschätzung

Die fachliche Seite der Erkrankung geht, so empfinde ich es, mit der Realität und den Gedanken eines Asperger-Autisten selten konform. Schon dem geschuldet, dass sich ein Asperger-Autist, seinem Gegenüber nicht immer verständlich ausdrücken kann. Auch dieser Hintergrund veranlasste mich, euch Einblicke in die emotionale Seite eines Aspis zu geben. Um euch zu zeigen, dass diese Menschen durchaus sensibel und verletzbar sind, sie es aber ihrem Umfeld nicht verständlich mitteilen können. Jeder Tag kann für Aspis zu einem Kampf, im schulischen, wie auch privaten Bereich, werden, da sie meist nie so sein dürfen, wie sie sind. Nicht selten müssen sie sich „verstellen“ und „funktionieren“, um so zu sein, wie Lehrer, Mitschüler oder ihre Familien sie erleben möchten. Das Schlimmste daran ist, so sehr sie sich auch bemühen, sie können nicht so sein wie die anderen.

Meine Familie - eine echte Herausforderung

„Ich denke, du gehst schon 11 Jahre in Therapie mit dem Jungen - das muss doch mittlerweile weg sein!?“, darf ich vorstellen, mein Papa. Auch für ihn war es nicht immer einfach mit meiner Krankheit umzugehen und er hat noch heute Probleme zu verstehen, dass das Asperger-Syndrom nicht heilbar ist. Die Frage stellte er im Übrigen meiner Mutter, vor ungefähr einem Jahr, als er meine Reaktion nicht nachvollziehen konnte, dass ich nach einem schönen Abend bei ihm, mich von meiner Mutti abholen ließ und nicht, wie geplant, bei ihm schlafen wollte. Aber alles der Reihe nach.

Unsere Familie ist eine echte Herausforderung. Es ist wahrlich nicht einfach, mit den vielen verschiedenen Charakteren und Besonderheiten umzugehen.

Ich heiße Leo, inzwischen bin ich neunzehn Jahre alt und wie bereits erwähnt, ein Aspi. Angeblich bin ich hochbegabt. Doch da ist es - dieses ABER - denn optimal einsetzen kann ich meine Intelligenz leider nicht, da ich mir häufig noch selbst im Weg stehe.
Inzwischen habe ich erfolgreich mein Abi abgeschlossen und ein Psychologiestudium begonnen. Die Frage nach dem Warum, habe ich ja schon im Prolog beantwortet.

Alle anderen Einzelheiten zu meinen Interessen, Begabungen, familiären und schulischen Alltag, erfahrt ihr in den folgenden Kapiteln.

Wer gehört alles zu der chaotischen Familie?

Meine Schwester Josy, mittlerweile 28 Jahre alt, ist eine ganz liebe, aber schon manchmal etwas schräg drauf. Sie war ebenfalls auf dem Gymnasium, hat einen Job und wohnt mit ihren zwei Kindern und ihrem Lebensgefährten in einem benachbarten kleinen Ort.

Mein 2 Jahre älterer Bruder Tobias machte im letzten Jahr sein Abitur, wohnt noch zu Hause und studiert seit letztem Jahr. Er ist, so empfinden wir das hier alle, der einzig normale Mensch in unserer Familie. Wie er das geschafft hat, bleibt ein ungeklärtes Rätsel. Mein Bruder hat einen sehr ruhigen, freundlichen und besonnenen Charakter. Ich kenne bis heute keinen Menschen, der ihn nicht mag. Das Gleiche gilt auch für unsere Schwester. Ich erwähne sie nur so selten, weil sie zehn Jahre älter ist als ich und nach dem Gymnasium gleich in eine andere Stadt gezogen ist.

Wir leben, zusammen mit unserer Mutter, in einer thüringischen Stadt, in einer 82 m^2 Wohnung, zur Miete.

Unsere Mama ist 51 Jahre jung, seit 5 Jahren selbständig und versucht, unser alltägliches Chaos im Griff zu behalten. Sie ist noch heute meine wichtigste Bezugsperson und ziemlich speziell. Ganz wichtig! Meine Mutti ist auch ein Aspi, was aber erst im Zuge meiner Diagnosestellung klar wurde. Erst danach hat sie gelernt, offen mit ihrem Anderssein umzugehen.
Ich muss sie etwas näher beschreiben, ansonsten seid ihr, über ihre häufig skurrile Art, sehr verwundert. Sie ist das Paradebeispiel für einen nicht oder erst spät diagnostizierten Asperger-Autisten. Dadurch, dass ihr keine therapeutische Hilfe zuteilwurde, beziehungsweise erst sehr spät, lernte sie, so gut es geht, zu funktionieren. Sie hat bei mir oder besser uns gegenüber häufig so reagiert, wie sie sich gewünscht hat, dass man mit ihr umgeht. Im Alltag bemerkt man oftmals gar nicht, dass sie ein Aspi ist. Allerdings verlangt ihr das sehr viel Kraft ab. Sie durfte und darf ja nicht so sein, wie sie ist, sondern muss sich konzentrieren, so zu funktionieren, wie es andere von ihr erwarten. Logisch, das ging, und geht noch heute, häufig schief.
Sie wusste schon immer, dass sie anders ist und ich glaube, gerade deshalb konnte und kann sie mich so gut verstehen.

Sie war sensibilisiert. Nachzuvollziehen was andere Menschen von ihr erwarten und wie sie sich verhalten soll, bleibt wohl für sie ein ewiges Rätsel. Sie kann anderen Ratschläge geben, aber nicht sich selber bzw. unterschiedliches Verhalten bei Fremden oder Leuten mit emotionalen Bezug differenzieren. Dass ihr damals keine Hilfe zuteilwurde, geschweige eine Diagnose gestellt, lag sicher auch an der Zeit, in der sie aufgewachsen ist. Häufig wurden die Kinder, die nicht funktionierten, weder beachtet, noch gefördert. Wie sie selbst sagt, kann sie sich innerfamiliär vor allem bei meinem Bruder und mir sicher fühlen. Für sie ist es ein Gefühl von Ruhe, sie muss keine Angst haben. Sie kann lustig, chaotisch, verwirrt oder auch richtig sauer sein, weinen oder schimpfen, wenn sie mal wieder völlig überfordert ist. Bei uns muss sie nicht funktionieren. Dass meine Mutti auch anders ist, war mein Glück, so konnte bei mir die richtige Diagnose gestellt werden. Ihr habe ich es auch zu verdanken, eine für mich passende Therapie erhalten zu haben.

Weder meine Geschwister, noch ich, haben mitbekommen, dass es ihr nicht gut geht. Hat man sie gefragt: „Mama, hast du ein Problem? Geht es dir gut?“, bekam man immer zur Antwort: „ Alles ist gut. Warum?“ Erst durch meine Seminarfacharbeit kam vieles zur Sprache. Heute sagt sie ab und an, dass es Tage gibt, an denen es ihr nicht so gut geht, und dass sie wieder Probleme mit sich und der Welt hat.
Im beruflichen Alltag oder außerhalb der Familie funktioniert sie super. Es dürfen eben nur keine Emotionen im Spiel sein. Vielleicht schreibe ich irgendwann mal ein Buch über meine Mutti. Sie ist oft so schräg drauf und verpeilt, dass wir Tränen über sie lachen. Keine Angst, wir machen uns nicht über sie lustig. Sie nimmt sich inzwischen selbst nicht mehr so ernst und lacht mit.

Bis zu meinem fünften Lebensjahr hat auch meine Oma

väterlicherseits, Oma Christel, eine wichtige Rolle für mich gespielt, leider verstarb sie bereits im Jahr 2003. Sie war meine zweite Bezugsperson. Die Familie meines Papas bewohnt, in einem benachbarten kleinen Ort, ein Dreifamilienhaus. Meine Großeltern, Oma Christel und Opa Leo Parterre, in der zweiten Etage mein Onkel und die Dachwohnung, bewohnte mein Papa, wenn er nicht bei uns war. Papa ist selbständiger Handwerker und hat bis heute seine Werkstatt auf dem Grundstück seiner Eltern. Noch heute wohnen Opa Leo und mein Onkel, mittlerweile mit seiner Familie, in dem Haus. Nur mein Papa wohnt nicht mehr dort. Er bewohnt mit seiner Lebensgefährtin ein eigenes Haus. Seine „alte" Wohnung darf ich aber nutzen, wenn ich möchte.

Vielleicht sollte ich noch klarstellen, dass meine Eltern seit elf Jahren getrennt leben. Aber auch wenn meine Eltern nicht mehr zusammen sind, war und ist mein Papa immer ein wichtiger Teil meines Lebens geblieben. Es gab nie eine Einschränkung für mich und ich konnte jederzeit zu ihm. Natürlich verstanden sich meine Eltern kurz nach der Trennung nicht problemlos, logisch, sonst hätten sie sich ja nicht getrennt. Dennoch klappte die Kommunikation, was mich betraf, super. Er war stets informiert und an allen Entscheidungen beteiligt. Meine Mutter bat ihn später auch um das gemeinsame Sorgerecht. Ich nahm, in dem Zuge der Sorgerechtsvereinbarung, seinem Nachnamen an. Nein, damit hatte meine Mutti überhaupt kein Problem. Die Gefühle zu meiner Mama und ihrer zu mir, änderten sich ja nicht durch einen anderen Namen. Sie freute sich sogar für mich und meinen Papa, denn ich hatte schon häufiger die Anwandlung, so heißen zu wollen, wie er. Papa war auch glücklich, da ich sein einziges leibliches Kind bin.

Die Eltern meiner Mama, Oma Elke und Opa Toni, wohnen schon immer in unserer Nähe. Hier hatte ich mir unseren Opa Toni als Bezugsperson herausgesucht. Für ihn war und bin ich „Leolino" und er ist unser aller „Opali". Er spricht uns sehr selten mit

unseren Rufnamen an. Wir sind „Häsele“, „Murkele“ oder er findet für uns Anreden, je nachdem, was wir gerade für ihn machen. „Na mein Landarzt“, so nannte er meinen Bruder, als er ihn nach einer schweren Operation spritzen musste. Musste, weil es eine Notwendigkeit war. Für unseren Opa, ebenso wie für unsere Oma, sind wir immer da und wir machen das gern und freiwillig. Opali ist toll! Ich konnte viel von ihm lernen. Er ist ruhig, sehr tolerant und nimmt jeden Menschen, wie er ist. Auch mich hat er immer so akzeptiert, wie ich bin. So viel Geduld hätte ich auch gern, er hat sich immer Zeit für uns genommen. Die Familie ist für ihn das Wichtigste und das hat er mir auch immer wieder erklärt. Diese Art der Unterhaltungen half mir unheimlich, das Konstrukt Familie zu verstehen.
Oma Elke legt, ebenfalls wie meine Mama, sehr viel Wert auf Umgangsformen. Obwohl ich nicht viel mit ihr geredet habe, als ich klein war, so hat sie doch viel mit mir geredet. Meine Oma hat auch eine sehr gute Ausdrucksweise und verwendet keinen Dialekt. So habe ich auch von ihr sehr viel während meiner Entwicklung lernen können. Sie kann sehr gut malen und hat mir meine Kissen genäht. Oma Elke ist immer zur Stelle, wenn man sie braucht.
Meine Geschwister hatten allerdings einen viel besseren Bezug zu Oma Elke, da sie sie häufiger besuchten als ich. Ich blieb ja nur bei meinen Bezugspersonen. Meine Oma Elke ist ganz lieb, manchmal hat sie aber ein kleines Problem zu verstehen, wie Aspis funktionieren. Sie denkt häufig, dass wir uns doch mittlerweile normal verhalten müssten. Nein, das können wir nicht. Leider gibt es viele Verhaltensweisen, die Mama und ich nie erlernen können. Natürlich versuchen wir zu funktionieren und hoffen, dass unsere Reaktion für andere richtig ist, aber meistens ist das nicht der Fall. Wir würden wirklich sehr gern verstehen wie normale Menschen denken, aber wir wissen nicht wie. Vor allem wünschen wir uns sehnlichst normal, zu sein.

So wie normale Menschen nicht verstehen, wie wir sind, so verstehen wir nicht, wie andere denken.
Inzwischen gehe ich sehr gern zu meinen beiden Großeltern und seit meiner Therapie, verstehe ich mich auch viel, viel besser mit Oma Elke.
Meine Freundin Mina und meine langjährigen, verrückten Freunde Lucas und Richard sind ebenfalls fester Bestandteil meines Lebens geworden.

Die anderen Familienmitglieder lernt ihr, mit mir zusammen, zu gegebener Zeit kennen.

Mein familiäres und soziales Umfeld bis zum Eintritt in die Schule

Eine ganz normale Schwangerschaft, eine ganz normale Geburt. Alles verlief wie bei meinen Geschwistern. Ich hatte sogar den Vorteil, ebenso wie Tobias, im Geburtshaus das Licht der Welt erblicken zu dürfen. Meine Mama entschied sich auch bei mir für eine Wassergeburt. Ich sollte einen sanften Start ins Leben haben. Sanft, naja für mich bestimmt. Ich hatte ein Geburtsgewicht von 4080 Gramm, für meine Mutti bestimmt nicht ganz so entspannt. Ich schrie herzzerreißend. Meine Mama beeilte sich mit dem ganzen Danach und nahm mich so schnell wie möglich zu sich. *Endlich Ruhe, ich kann mich zu meiner Mama kuscheln. Puh, geschafft. Papa? Okay, ich glaube, den kenne ich auch. Hauptsache vertraute Stimmen um mich herum und bitte ganz doll festhalten.*
Bloß nicht weggehen. Ich fing gleich wieder an zu schreien, ganz bitterlich, aber die Untersuchungen nach einer Geburt mussten ja gemacht werden. Wieder bei Mama und ich war ruhig. *Hunger!* Meine Mama gehorchte beim ersten Aufschrei und ich bekam leckere Muttermilch. Die Welt war in Ordnung. Und vor allem, es war warm. Ich konnte Mamas Herzschlag spüren und das war mir ja so vertraut. Bei ihr konnte ich beruhigt einschlafen.
Drei Stunden nach der Geburt gingen wir nach Hause, dort warteten auch schon Oma Elke und meine Geschwister. *Bitte nicht so viele Leute!* Wie mir meine Mutti berichtete, schrie ich immer, wenn sich viele Menschen in einem Raum aufhielten oder besser gesagt, wenn ich viele Stimmen vernahm. In solchen Situationen fühlte ich mich nur sicher, wenn Mama mich im Arm hielt. Ich entwickelte sehr schnell meine Rituale. Am Abend schlief ich immer auf meinem Papa ein. Er strahlte wahrscheinlich für mich auch eine unheimliche Ruhe aus.
Für mich war das Stillen die schönste Zeit. Wie Mutti sagte, schlief ich während der „Mahlzeiten“ ein und auch danach war

ich ruhig. Sie nahm mich häufig, wenn ich wieder fürchterlich schrie und nicht anders zu beruhigen war, in dem Arm, legte meinen Kopf auf ihre linke Brust, sodass ich ihren Herzschlag spüren konnte. Im Handumdrehen war ich ruhig. Ich schlief ja auch ein, wenn ich in Papas Arm lag. Wahrscheinlich musste ich den beruhigenden Herzschlag mir vertrauter Personen spüren. Meine Geschwister mochte ich auch. Josy kümmerte sich immer rührend um meinen Bruder und mich. Sie verwöhnte und bespielte uns, so wie es ihre Zeit zuließ. Den Erzählungen zur Folge, war ich sowieso eher ein genügsames Kind, wenn mich nichts in meinem Tagesablauf störte und alles routinemäßig ablief. Ich musste also nicht unbedingt bespielt werden, Ruhe war super. Mama gab mir schon damals meine größte Sicherheit. Einfach irgendwo ablegen, war nicht drin. Ich wollte nicht allein in einem Zimmer sein, aber ich wollte anderseits für mich allein sein. Das heißt, meine Mama sollte sich schon in meiner Nähe aufhalten, aber sich nicht immer mit mir beschäftigen, einfach nur da sein, das reichte häufig vollkommen aus. Wurde ich aus meiner Routine gerissen, weinte ich oder besser ich schrie und war kaum zu beruhigen. So wie es der Alltag zuließ, sorgte meine Mutti für immer wiederkehrende Routinen und Gewohnheiten.

Ich lernte relativ früh Laufen. Mit ungefähr 10 Monaten stiefelte ich los. Nicht ungewöhnlich, ich weiß, aber, ich konnte nicht krabbeln. Bei den Koordinationsschwierigkeiten meiner Gliedmaßen, kein Wunder. Die Beine zu kontrollieren ist die eine Sache und die Arme auch, kein Ding. Jede Gliedmaße einzeln sozusagen. Aber beides zusammen zu koordinieren, war nicht möglich. Das war als Kind eine echte Herausforderung für mich. Meine Mutti wollte mir das Krabbeln lernen, aber ich landete immer wieder auf dem Bauch. Hilflos ruderte ich mit Armen und Beinen, schrie und hoffte auf Rettung. Die natürlich sofort kam.

Meine sprachliche Entwicklung war sonderbar. In diesem Punkt bin ich ein richtiger Aspi, was ja aber zu dem Zeitpunkt noch keiner wusste. Nur das ich seltsam bin, fiel allen auf. Ich fing sehr früh, noch vor meinem ersten Lebensjahr, an zu sprechen, lernte schnell Worte perfekt auszusprechen und vollständige Sätze zu bilden. Mit einem Jahr konnte ich kurze Sätze grammatikalisch richtig sprechen. Mein Sprachwortschatz war sehr pedantisch und breit gefächert, was vermutlich an meiner Fähigkeit lag, sofort alles Gehörte abzuspeichern. Wahrscheinlich übernahm ich ziemlich rasch Mamas Ausdrucksweise. Sie erzählte den ganzen Tag mit uns und kommentierte, schon als wir noch Babys waren, jeden einzelnen Handgriff, den sie machte. Da meine Mutti sehr ordentlich oder was heißt ordentlich, auch eher etwas pedantisch spricht, ist mir das nachahmen sicher nicht so schwer gefallen.

Nach Aussagen meiner Mutti, benutzten weder meine Geschwister noch ich, die Kleinkindsprache. Das hat im Übrigen meine Schwester Josy auch bei der Erziehung ihrer Kinder übernommen. Es gab und gibt beispielsweise keinen „Wauwau“, das ist ein Hund. Der Hund macht „wauwau“ oder besser er bellt, aber es bleibt ein Hund. Wir haben auch nichts „demacht“, sondern „gemacht“. Wir gingen ins Bett oder Schlafen, wir machten nicht „heia“, „deidei“ oder Ähnliches. Meine Mutti sagte zu uns: „Schau mal, da ist ein Hund.“
Das ist für sie nicht überheblich, sondern völlig normal.
Man sollte Kindern einen angemessenen Sprachwortschatz beibringen, meint sie, vor allem die Fakten richtig darlegen. Und so habe auch ich meine Sätze gebildet. Ich reihte keine Begriffe hintereinander, um etwas auszudrücken, sondern bildete Sätze wie: „Ich will etwas zu trinken.“ Oder auch: „Mama, wo sind Tobias und Josy?“
Meine Geschwister sprachen auch ordentlich, aber sie drückten sich nicht so kompliziert aus, und meine Geschwister

haben den Vorteil, sich auch normal äußern zu können, ich nicht. Vor allem, sprachen sie mit jedem. Ich hingegen war eine kleine Katastrophe. Ich sprach, die ersten zweieinhalb Jahre, ausschließlich mit meiner Mutter oder meiner Oma Christel, zur Not auch mit meinem Papa und meinen Geschwistern, aber das nur selten. Die meisten Menschen in unserem Umfeld dachten, ich kann noch nicht sprechen. Ich habe nicht, wie andere Kinder einfach drauflos geplappert, sondern nur mit meinen Bezugspersonen gesprochen.

Wir hatten eine ganz tolle, geduldige und liebevolle Kinderärztin, samt Personal. Standen Routineuntersuchungen an, bekam meine Mutti vorher gesagt, was ich machen muss. Die Schwestern oder auch die Ärztin, versteckten sich und so konnte ich unbeschwert die Aufgaben erfüllen und mit Mutti reden. Sie belauschten uns sozusagen. Hört sich komplizierter an, als es ist. Meine Mutti kommt aber immer auf die verrücktesten Ideen. Sie musste sich ja was einfallen lassen. Von anderen habe ich prinzipiell keine Anweisung befolgt. Nicht, weil ich das nicht wollte, sondern weil sie nicht wie Mutti waren. Sie redeten anders mit mir. Mutti erklärte mir immer, warum ich etwas machen soll. Sie begründete alles so, dass ich es verstehen konnte. Ich war verwirrt, wenn „normale" Leute mit mir sprachen. Vor allem einfache Sätze waren schlimm. Eine einfache Frage und eine einfache Antwort, ganz schlimm. Ich überlegte immer, was ich antworten soll. Ich dachte, dass keiner eine solch simple Antwort hören möchte. Ich wandelte die Frage so lange in meinem Kopf um, bis ich etwas, für mich, Kompliziertes gefunden hatte. Dementsprechend fielen natürlich meine Antworten aus. Die wiederum, haben die anderen nicht verstanden. Ein Teufelskreis. Diese Transkriptionsfehler in zwischenmenschlichen Beziehungen verfolgen mich aber bis heute.

Ein Nachmittag mit Menschen, Schlangen und Schweigen

Ich war zwei Jahre jung, als meine Mutti, meine Geschwister und ich an einem Nachmittag zum Patronatsfest des katholischen Seniorenheimes, in dem Oma Elke zu der Zeit arbeitete, gingen. Ein Patronatsfest ist die Verehrung des Schutzpatrons der Einrichtung.

Veranstaltungen, mit so vielen Leuten, waren nicht mein Ding, aber ich konnte ja schlecht allein zu Hause bleiben. Jedenfalls verbrachten wir dort den Nachmittag. Man kann nicht sagen, dass es nicht schön war, aber ohne die vielen Menschen, die meine Mutti im Übrigen auch sehr gern meidet, wäre der Nachmittag definitiv schöner gewesen. Ich lief mit meinen Geschwistern herum und inspizierte die angebotenen „Attraktionen". *Eine Tiershow. Okay, das kann man sich mal anschauen.* Reptilien sind wunderschöne Tiere, sie gefielen mir. Kaninchen und Vögel waren auch zu sehen. Ich hätte auch eine Schlange anfassen können, wenn da nicht wieder die Angst vor der Frau, die die Schlangen betreute, gewesen wäre. Meine Geschwister schnatterten mit allen Leuten, ließen sich erklären und stellten Fragen. Sie fassten auch die Schlangen an. Ich hingegen beobachte nur. Nach einer Weile rannte ich zu meiner Mama und zog an ihrer Kleidung. Meine Mutti beugte sich zu mir runter und fragte: „Was ist mein Prinz?" Ich flüsterte ihr ins Ohr: „Mama, ich muss mal pullern und dir etwas erzählen." Meine Mama ging mit mir zur Toilette und als die Tür hinter uns verschlossen war, begann ich zu schnattern und erzählte ihr alles, was ich erlebt hatte und sagte ihr auch gleich, dass ich jetzt nach Hause möchte.
Sie überredete mich, noch eine Weile zu bleiben, da meine Geschwister noch nicht nach Hause wollten. Nach einer gefühlten Ewigkeit konnte mich meine Mutti zum Bleiben überreden, aber nur unter der Bedingung, ihr nicht mehr von der Seite zu weichen. Der Nachmittag verlief dann doch

nicht wie geplant, denn die vielen Heimbewohner wurden mir schnell zu viel. Sie waren alle sehr nett, aber sie wollten mit mir reden und fassten mich an, wie die Omis eben so sind, sie freuten sich immer wenn Kinder kamen. Sie streichelten meine Wangen und erzählten alles Mögliche. Meine Mutti musste eine Lösung finden. Sie bat meine Oma, ein Auge auf meine Geschwister zu werfen und sie nach der Veranstaltung nach Hause zu bringen. Wir konnten endlich gehen.
Nach solchen Veranstaltungen war ich sehr liebe- und schutzbedürftig. Ich brauchte dann einfach meine Ruhe.

Endlich zu Hause, zog ich meine Hose aus und wechselte mein Shirt. Diese Prozedur kannte meine Mama bereits. Ich wollte, nachdem ich außer Haus war, immer ein neues Shirt anziehen. Zu Hause konnte ich nicht das Oberteil anbehalten, welches ich draußen anhatte. Prinzipiell lief ich zu Hause ohnehin nur in Boxershorts und Shirt herum. Eine Hose, welcher Art auch immer, war mir zu unbequem. Das wurde zu einem Ritual und überall, wo ich mich wohlfühlte, zog ich meine Hose aus. Nicht bei Fremden, nur bei Menschen, die ich mochte und ich frug auch vorher.

Natürlich gibt es dazu auch eine passende Geschichte.
Ich war ungefähr drei Jahre alt und wir waren zum Kaffeetrinken bei einer Freundin meiner Mama eingeladen. Tobias und ihre Tochter waren gleichaltrig, sodass sie oft zusammen spielten. Ich blieb lieber bei meiner Mama und deren Freundin, ich nenne sie jetzt einfach mal Sabine. Ein Paradies für jedes Kind, denn sie sammelte Puppen und ich durfte auch immer damit spielen.
Nachdem wir eine Weile dort waren, ging ich in die Küche, wo die beiden „Weiber“ über Gott und die Welt schnatterten und frug: „Sabine, darf ich meiner Gewohnheit nachgehen?“ Sie schaute mich fragend an und meine Mama musste gleich schmunzeln. Sabine schaute verwirrt und entgegnete: „Welcher Gewohnheit?“ Ich antwortete: „Weißt du nicht, dass

ich nicht mit einer Hose herumlaufen kann? Darf ich sie ausziehen oder stört dich das?" Die beiden lachten und Sabine antwortete mir: „Natürlich, wenn du dich dann wohler fühlst, gern." Daraufhin erklärte ich ihr: „Das ist gut, so kann ich viel bequemer sitzen und spielen." Ich zog meine Hose aus und legte sie ganz ordentlich über einen Stuhl.

Koordinationsprobleme

Meine Ungeschicklichkeit verbesserte sich nicht. Ballspielen zum Beispiel, nö, das machte so gar keinen Spaß. Spiele, die gewisse motorische Fähigkeiten erforderten, fand ich doof. Ich wurde immer, wenn ich etwas nicht konnte, bockig und schrie. Ich wollte sowas nicht spielen. Äußerte Sätze wie: „So ein blödes Spiel. Wie kann man einen Ball hin und her werfen? Wie sinnlos ist das?" Natürlich hätte ich auch gern mitgespielt, aber ich konnte es ja nicht. Zur Antwort bekam ich: „Weil es Spaß macht." Ich diskutierte: „Das ist aber ein blödes Spiel. Ich lerne lieber was. Ich hole mir ein Buch und lasse mir das von Mama vorlesen. Ihr bleibt dumm." Meine Geschwister antworteten dann: „Du bist dumm. Du kannst ja nicht mal einen Ball auffangen, aber wir können auch lesen." Ich wusste genau, dass meine Geschwister recht hatten, denn sie konnten beides. Es folgte ein endloses Wortspiel. Ihr kennt so was sicher auch. Unter Geschwistern völlig normal sagt man. Vielleicht ist es das, aber für mich war es nicht normal. Ich wollte das können und konnte es nicht. Meine Gliedmaßen gehorchten nicht. Das war schlimm für mich. Ich wollte auch so gut sein wie meine Geschwister oder andere Kinder. Ich suchte mir einen Platz, an dem ich allein sein konnte und weinte. Als Kind sieht man nicht, was man kann, sondern nur das, was man nicht kann. Ich konnte weder einen Ball auffangen, noch gezielt werfen.

Balancieren oder Klettern gehörten ebenso wenig zu meinen Stärken. Ich fiel immer und überall herunter, das machte echt keinen Spaß. Häufig ging auch Spielzeug kaputt, was ich in die Hand nahm. Wie ich das immer geschafft habe, konnte keiner so richtig nachvollziehen. Ich drückte zu fest zu oder es fiel mir einfach aus der Hand. Es passierte eben einfach.

Heute, dank Ergotherapie fällt es kaum mehr auf. OK, manche Dinge fallen mir in der Ausführung doch noch schwer oder erfordern sehr viel Konzentration und sind kraftraubend, aber es ist nicht gravierend.

Ich lief, wenn meine Geschwister mich ärgerten, zu Mama oder meiner Oma Christel. Und wer bekam eine Predigt gehalten? Natürlich meine Geschwister. „Lasst Leo jetzt in Ruhe, zeigt ihm lieber, wie er besser mit dem Ball umgehen kann und erklärt ihm nicht immer, was er nicht kann. Ihr wisst genau, dass er anders ist und Probleme mit der Motorik hat. Sinnvoll wäre es, wenn ihr mit ihm übt, aber so, dass er Spaß daran hat.“ Eine ziemlich hohe Anforderung an meine Geschwister, denn mich zu motivieren, sodass mir etwas Spaß machte, war quasi unmöglich.

Ich bin Linkshänder. Meine Eltern bemerkten das sehr früh. Sie legten mir Besteck immer auf die rechte Seite oder gaben mir den Stift in die rechte Hand. Begonnen habe ich die jeweiligen Aktivitäten auch mit der rechten Hand, doch währenddessen, nahm ich den Löffel, den Stift etc. immer wieder in die linke Hand. Meine Eltern ließen mich gewähren und korrigierten mich nicht. Meine Mutti ist der Meinung, dass ein Kind Gegenstände, wie Besteck, Stift, Spielzeug oder was auch immer, instinktiv in die Hand nimmt, mit welcher es am besten umgehen kann. Damit war das Thema für sie durch. Sie kaufte fortan mein komplettes Schulzeug für Linkshänder.

Mein Kissen

Kommen wir gleich mal zu meinem Kissen. Ihr seid verwirrt? Macht nichts, bin ich auch häufiger.

Im zarten Alter von ungefähr einem Jahr bekam ich, ebenso wie mein Bruder, ein Kuschelkissen geschenkt. Es war meins. Ich fand es sofort toll und beschloss wahrscheinlich schon damals, dass dies mein ständiger Begleiter wird. Das Kissen war quadratisch, mit vier aufgenähten Stoffklappen auf der vorderen Seite. Darauf waren einzelne Verse mit passenden Bildern. Vom Aufstehen bis zum Zubettgehen. Auf der Rückseite war eine riesige, freundlich schauende Sonne abgebildet, die einen schönen Tag wünschte.

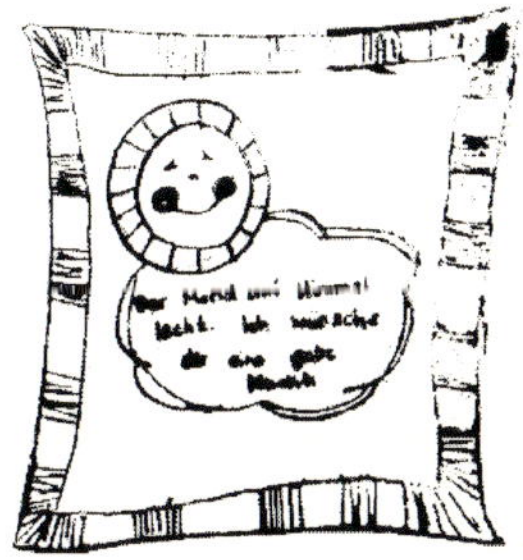

Und wie das so ist, irgendwann, wenn man etwas ständig in Benutzung hat, geht es kaputt. Ich weinte und wollte unbedingt mein Kissen behalten. Die Ecken waren kaputt und die Füllung war am Morgen im ganzen Bett verteilt. Die Ecken der aufgenähten Klappen und die des Kissens selbst nutzte ich am meisten ab. Immer wenn ich Angst hatte, mich in einer fremden Umgebung befand oder irgendwelche Probleme mit mir und der Welt hatte, drehte ich die Ecken des Kissens oder der Klappen. Ich drangsalierte meine Mutti, dass ich ein Neues möchte. *Ohne Kissen kann ich nicht schlafen. Ich brauche das zum Kuscheln. Das nehme ich doch überall mit hin.*

Tobias gab mir sein Kissen, denn nirgendwo gab es ein solches zu kaufen. Tobi brauchte sowieso keine Kuscheltiere, noch etwas anderes. Das Kissen lag ohnehin nur unbeachtet in einer Schublade herum.

Ich war glücklich und bestimmt kommt auch keiner auf die Idee, dass das kaputte Kissen nicht weggeschmissen werden durfte. Nein, niemals. Höchstpersönlich kontrollierte ich in gewissen Abständen, ob es noch da ist. Es wurde in einen Beutel gepackt und lag in meinem Schrank.

Aber auch das Kissen ging nach einiger Zeit kaputt. Das Drama begann erneut. Mama war schon ganz verzweifelt. Sie musste sich etwas einfallen lassen und sie hatte auch die rettende Idee.
Meine Oma Christel nähte aus weißen Bettlaken ein Kissen in genau der gleichen Größe, wie das Alte, auch mit den Klappen drauf und Mutti bemalte mir das Kissen eins zu eins. Was für ein Glück, das Oma nähen und Mama malen konnten. Die Hülle des alten Kissens wurde gut verpackt zu dem ersten Kissen gelegt, denn die Füllung verwendeten wir für das Neue. Diese Prozedur musste meine Mutti, bis zu meinem zwölften Lebensjahr, durchhalten. Später nähte Oma Elke meine Kissen. Danach wollte ich noch immer das Kissen mit Stoffklappen, aber bemalen musste es Mama nicht mehr. Seit ungefähr drei Jahren habe ich nur noch ein weißes Kissen. Vielleicht hat es aber noch etwas Füllung aus dem ersten Kissen, denn die wurde ja immer für das jeweilige neue Kissen verwendet. Natürlich kam immer Neue dazu, denn einiges verschluckte die Waschmaschine. Die armen Kissen durften ja erst erneuert werden, wenn sie total zerfleddert waren. Und sie mussten sehr viele Wäschen über sich ergehen lassen. Die Größe und Form des Kissens musste immer gleich sein, bis heute ist das so geblieben. Es ist nach wie vor mein ständiger Begleiter. Wahrscheinlich meine Sicherheit oder das mich in einer fremden Umgebung etwas an mein zu Hause erinnert.

Das Kissen war Ersatz für alles andere, wie beispielsweise einen Nuckel. Meine Mutti sagte, dass ich mich regelrecht vor einem Nuckel ekelte. Was ich jedoch benutzte, war eine Trinkflasche mit Sauger. Ich lief, nach der Stillzeit, den ganzen Tag mit meiner Flasche und, wie soll es anders sein, dem Kissen herum. In der einen Hand die Flasche, in der anderen das Kissen. Während des Spielens wurde beides ordnungsgemäß, an den von mir dafür vorgesehenen Platz, abgelegt.

Wir hatten auch Normen und Regeln

Es gab natürlich auch Normen und Regeln, die wir alle einhalten mussten.
Beispielsweise ordentliches Benehmen, Umgangsformen beachten und Respekt vor anderen. Mit dem Respekt untereinander haben wir zwar manchmal noch so unsere Probleme, aber im Großen und Ganzen klappt das ganz gut. Wie das bei Geschwistern eben so ist.
Ich musste mich immer sofort mitteilen. Emotional war ich häufiger so richtig durcheinander, also musste ich meiner Mama umgehend mitteilen, was mich bedrückt. Egal ob sie gerade in einem Gespräch am Telefon war oder ob wir Besuch hatten. Mama ging ziemlich locker damit um. Sie entschuldigte sich bei ihrem Gesprächspartner und erklärte immer wieder aufs Neue, dass ich doch bitte mal einen Moment warten soll. Natürlich redete ich trotzdem weiter, denn ich wollte mein Anliegen so schnell wie möglich geklärt haben. Geduld im Allgemeinen ist nicht meine Stärke. Es war immer das Gleiche: „Leo, warte bitte mal einen Moment. Ich nehme mir gleich für dich Zeit. Ich möchte noch das Gespräch beenden." Ich redete weiter. Mama wieder: „Leo, bitte. Ich bin gleich für dich da. Warte einen Moment." Ich redete immer noch. Mama wiederholte alles zigmal.
Der Besuch wurde häufig sauer und fand mich ungezogen. Mutti wusste, dass ich nicht aufhöre zu reden. In meiner Panik hörte ich ihr wahrscheinlich gar nicht richtig zu. Ich war mit der Situation, die ich Mama erklären wollte, überfordert.

Auch wenn ich etwas Schönes erlebt habe, musste ich ihr das sofort mitteilen. Sie wollte mir aber dennoch zu verstehen geben, dass es wichtig ist, sich kurz zu kontrollieren und zu warten. Sie schimpfte ja nicht mit mir, sie erklärte mir nur alles mindestens hundertmal. Ihre Geduld hat sich ausgezahlt, es kommt nur noch sehr selten vor, dass ich ein Gespräch anderer unterbreche und wenn, bekomme ich anhand der jeweiligen Gestik und Mimik mit, dass ich dann doch lieber warten sollte.

Mutti legte ebenfalls sehr großen Wert auf geregelte Zeiten. Nach dem Aufstehen gab es bei uns Frühstück. Sie kannte ja unsere Gewohnheiten und so stand sie immer vor uns auf und bereitete alles vor. Es gab um eine bestimmte Zeit Mittagessen, Kaffee und Abendessen. Die geregelten Zeiten gab es schon bei meinen Geschwistern. Für mich war das natürlich sehr von Vorteil, denn ich brauchte zwingend meine Routinen und Regelmäßigkeiten. Die ich noch heute, in bestimmten Situationen, für mich beanspruche.
Selbst bei Feierlichkeiten, die aushäusig stattfanden, ging meine Mutti rechtzeitig mit uns nach Hause, sodass wir unsere Ruhe hatten. Komme, was wolle, das zog sie durch. Für mich waren Feierlichkeiten ohnehin eine große Belastung. Egal wo sie stattfanden. Dort waren immer so viele Menschen, und die meisten Erwachsenen haben die Angewohnheit Kinder anzusprechen oder sie zu erziehen. Natürlich wurde ich auch angesprochen, mir wurden Fragen gestellt oder irgendwas erzählt. Damit konnte ich nicht umgehen, das war mir zu viel. Ich habe mich irgendwann ausschließlich bei Mama oder Papa aufgehalten. Meine Geschwister hingegen fanden solche Anlässe toll, sie hatten immer viel Spaß. Ich verzichtete auch auf Geschenke von Familienmitgliedern oder Bekannten, denn daran war meistens eine Kommunikation geknüpft, das merkte ich ziemlich schnell. Ich handhabte das ganz einfach. Bekannte, die mir Geschenke gaben, ohne dass ich mit ihnen reden musste, nahm ich mit einem zögerlichen „Danke“ an. Die anderen beachtete ich nicht, drehte mich um und ging meiner Wege.

Unsere Schlafrituale

Kommen wir wieder zu den Ritualen. Das Zubettgehen war auch ein feststehendes Ritual. Das war unsere, meine Zeit, Mama zu genießen. Das allabendliche Vorlesen kannte schon meine Schwester. Wir kuschelten uns alle ins Bett und unsere Mama, manchmal auch Papa oder meine Schwester, haben Geschichten vorgelesen. Wir erzählten uns Neuigkeiten vom Tag oder was uns bedrückte. Eigentlich war das für uns alle die schönste Zeit am Tag. Manchmal musste Mama sehr viel Zeit und Geduld aufbringen, bis wir endlich eingeschlafen waren. Mein Bruder und ich schliefen im Übrigen beide bei meinen Eltern im Bett - meine Schwester hatte vorher acht Jahre Zeit unsere Mama ganz für sich allein zu haben. Sie schlief auch immer bei ihr. Zwar hatten wir jeder ein eigenes Zimmer und selbstverständlich auch ein eigenes Bett, wir nutzen sie aber nicht wirklich. Also irgendwie doch: Zum Spielen, Höhlen und Burgen bauen, waren unsere Betten total praktisch. Und was noch toller war, wir brauchten am Abend nicht alles abbauen. Sozusagen hatten wir ein Spiel- und ein Schlafzimmer. Unsere Mutti war und ist der Meinung, so lange Kinder bei ihren Eltern schlafen wollen und die Nähe suchen, brauchen sie das auch. Natürlich hat auch das seine Grenzen, bis zur Pubertät wollte sie uns nun auch nicht bei sich im Bett haben. Ende der Grundschulzeit begann mein Bruder allein in seinem Zimmer einzuschlafen, ich jedoch brauchte mein Ritual nach wie vor. In der Nacht kam mein Bruder aber auch noch in das Bett unserer Mama. Ihr merkt schon, was das Kuscheln anbetraf, kamen wir bei Mama nie zu kurz.

Jetzt hätte ich beinahe einen anderen Aspekt zum Thema Anderssein vernachlässigt.
Geschichten, die mir zwei bis drei Mal vorgelesen wurden, man hat ja so seine Lieblingsgeschichten, konnte ich danach auswendig. Das fing mit kurzen Gute-Nacht-Geschichten an,

als ich richtig Sprechen konnte, mit ungefähr eineinhalb Jahren und mit zwei Jahren konnte ich ganze Geschichten auswendig. Und heutzutage sind es die „Der Herr der Ringe“- Filme, die ich quasi automatisch mitspreche. Der Nachteil bei den Geschichten war, sie konnten nicht einfach abgekürzt oder vom Lesenden geändert werden, denn jedes andere Wort fiel mir sofort auf.

Dazu passt noch ein anderes Beispiel und zum Thema: „Geschwister haben es nicht einfach mit einem Aspi“.
In der zweiten Klasse musste mein Bruder, er war sechs Jahre alt, ein Gedicht lernen. Zusammen mit unserer Mutti saß er in der Küche, unserem Lieblingsplatz zum Hausaufgaben erledigen, denn dort waren wir nie allein. Ich lief derweil in der Wohnung herum. Mein Bruder las das Gedicht erst allein und dann hat es Mama vorgelesen. Tobias sollte es danach aufsagen. Völlig normal, dass mein Bruder, nach so kurzer Zeit, das Gedicht nicht fließend aufsagen konnte. Meine Mutti hätte das auch keinesfalls verlangt. Doch ich kam in die Küche, stemmte die Arme in die Seiten und sagte: „Kannst du das Gedicht noch immer nicht?“ und dann sagte ich das Gedicht auf. Dass ich meinen Bruder damit sehr verletzt habe und er sich dumm vorkam, war mir nicht bewusst. Er weinte gleich. Mutti musste erst einmal Tobias trösten, ihm erklären, warum ich so bin und mir dann erklären, wie sich Tobias fühlt. Kaum ein Kind kann ein komplettes Gedicht, nach zwei oder drei Mal hören, aufsagen. Er hatte auch sehr gute Noten in der Schule. Ich konnte aber nicht nachvollziehen, dass jemand nicht so schnell begreift wie ich und Gehörtes einfach so abspeichert und wiederholt. Diese Gabe hat, außer mir, keiner in unserer Familie und dadurch ist es für andere natürlich sehr sehr schwer, wenn ich dann als Klugscheißer ankomme, und die anderen verbessere. Laut Tests meiner Geschwister und Mama liegt deren IQ über 130. Meiner sogar bei 146, angeblich. Meine Geschwister sind aber keine Aspis. Zum Verständnis

sollte ich noch erwähnen, dass der Durchschnitt bei 90 bis 109 liegt und unsere Werte als hochbegabt bezeichnet werden. Für meine Mutti war das ebenfalls schwer. Sie musste immer sehr viel reden und erklären. Das war Zeit und Nerven raubend. Natürlich lief nicht immer alles harmonisch ab. Sie kam auch an ihre Grenzen und schimpfte. Im Nachhinein ärgerte sie sich allerdings, nicht die notwendige Geduld aufgebracht zu haben.

Mittagschlaf machte ich nur die ersten zweieinhalb Jahre. Danach nur an den Tagen, an denen ich in die Kita musste oder sehr viel Stress hatte. Scheinbar brauchte ich an Tagen, an denen ich einen geregelten Tagesablauf hatte, keine Ruhephase zwischendurch. Versucht hat es Mutti ja, aber wenn ich mittags schlief, konnte ich am Abend nicht vor zehn Uhr einschlafen. Ergo legten meine Eltern fest, den Mittagschlaf prinzipiell wegzulassen und dafür ging ich spätestens um sieben ins Bett. Für mich waren zwölf Stunden Schlaf effektiver, als mittags eine Stunde und dann erst sehr spät abends einzuschlafen. Außerdem schlief ich nicht gern allein. Mama kuschelte zwar immer mit uns und meistens hat sie uns auch etwas vorgesungen, aber ich konnte häufig nicht einschlafen. Mein Bruder hingegen, schlief freiwillig. Erst kurz bevor Tobias in die Schule kam, machte auch er keinen Mittagschlaf mehr. Unsere Mutti fand natürlich auch eine Lösung für diese Tage, an denen wir ziemlich gestresst waren, aber nicht so wirklich Ruhe fanden. Eine Zeit, die wir sehr gern und freiwillig in Anspruch nahmen. Sie schob ein Video in den Recorder und zum gefühlten hundertsten Mal lief das gleiche Märchen. Wenn ich so darüber nachdenke, habe ich doch schon einige Jahre hinter mir, als ich klein war, gab es noch Videokassetten.
Jedenfalls setzte sich Mama auf die Couch und wir kuschelten uns rechts und links in ihre Arme oder legten unsere Köpfe auf ihre Oberschenkel. Im Nu schliefen wir ein. Sie konnte uns ja nicht weglaufen, sie musste die ganze Zeit bei uns bleiben.

Mama schlich sich sonst immer raus, wenn wir in ihrem Bett eingeschlafen waren, um irgendwelche Dinge im Haushalt zu erledigen.

An den Wochenenden machte Papa oft mit mir Mittagsschlaf. Das klappte super. Bei ihm konnte ich mir sicher sein, dass er nicht aufsteht, wenn ich eingeschlafen bin. Meistens schlief er nämlich länger als ich.

Besuche bei meiner Oma Christel

Wir fuhren oft gemeinsam zu Oma Christel. Ich liebte sie von der ersten Minute an. Sie war genauso liebevoll und verständnisvoll wie meine Mutti. Sie hielt sich an meine Routinen und somit fühlte ich mich bei ihr wohl. Später, als meine Mama mich nicht mehr stillte, ungefähr nach dem achten Monat, fuhr ich mit meinem Papa auch allein mit zu meiner Oma. Ich verbrachte dort den Tag und nach der Arbeit nahm er mich wieder mit nach Hause zu Mama. Es war toll dort, ich konnte den ganzen Tag spielen, kochen, putzen und später auch zu Papa oder Onkel mit in die Werkstatt. Ich hatte meine Ruhe. Bis mein Bruder in die Schule kam, war er auch häufiger mit. Die Wochenenden verbrachten wir alle gemeinsam dort. Wir waren alle sehr gern bei meiner Oma und der Familie.

Papa und Onkel Andreas haben sich, an den Wochenenden oder nach Feierabend, um uns Jungs gekümmert. Sie haben uns alles erklärt, wir bekamen auf all unsere Fragen ausführliche Antworten. Dadurch haben wir natürlich beide sehr viel gelernt. Meistens jedoch, war mein Bruder bei Papa und ich bei Onkel oder umgekehrt. Wie ich bereits angemerkt habe, brauchte ich ausführliche Erklärungen für neue Dinge, also brauchte ich mehr Zeit und Zuwendung. Nicht weil ich es nicht begriffen habe, sondern wegen der Eventualitäten, die hätten auftreten können. Ich wollte ja alles perfekt machen, es sollte nichts schief gehen. Das ist auch nicht so einfach, zu erklären. Meine Verhaltensweisen hatten sich bis zu meinem 14. Lebensjahr kaum geändert. Deshalb kann ich im Nachhinein sagen, dass es für mich katastrophal war, einen Fehler zu machen. Ich litt unheimlich darunter und schämte mich sehr.

Oma Christel hat mir das Kochen erklärt und ich durfte immer mitmachen. Danach konnte ich abwaschen und aufräumen.

Alles musste wieder an seinen Platz. Es musste bei mir immer sauber und ordentlich sein. (Das habe ich mir in meiner Jugendzeit, zum Leidwesen meiner Mutti, aber erfolgreich abtrainiert).
Ich hatte ja auch bei meiner Oma schnell bestimmte Gewohnheiten entwickelt, die nicht geändert werden durften. Meine Art Überforderung zu zeigen war: schreien wie am Spieß. Ich wurde bockig und ließ mich nicht mehr anfassen, also nur noch von meinen Bezugspersonen und selbst die hatten es nicht immer einfach, mich wieder zu beruhigen.
Je älter ich wurde, desto mehr zog ich mich innerlich zurück, weinte einfach nur noch und sagte nichts mehr. Ich konnte ja nicht so schnell umdenken.

Schon im Alter von knapp eineinhalb Jahren, hatte ich feststehende Rituale bei meiner Oma. Wenn die Kirchturmuhr in dem Ort fünfmal schlug, musste mein Papa alles stehen und liegen lassen und mich nach Hause bringen. Warum ich die Zeit für mich festlegte, weiß keiner. Die Kirchturmuhr schlug ja stündlich. Ich wollte aber genau um fünf nach Hause. Ich schrie panisch, wenn Papa nicht sofort mit mir nach Hause fuhr. Wahrscheinlich hatte ich Angst nicht mehr nach Hause zu meiner Mutti zu kommen. Mama und Papa machten einen Plan, und wenn Papa mal länger arbeiten musste, kam meine Mutti und holte mich ab. So war die Welt für mich in Ordnung. Chaos hasst sie auch und sie hat lieber Routinen und Wiederholungen, denn das ist wesentlich einfacher, als ständig die Verwirrungen im Gehirn zu sortieren. Sie sagt, sie hat sich zwar daran gewöhnt und versucht auch mit Chaos, das zwangsläufig ab und zu vorherrscht, klarzukommen, aber wenn es sich vermeiden lässt, ist sie heilfroh.

Mein Tagesablauf musste zu den Mahlzeiten und Zubettgehen genauestens eingehalten werden, ansonsten war ich völlig durcheinander und der Tag machte für uns alle keinen Spaß.

Ich schrie und wollte nichts mehr machen. War ich nicht zu Hause, habe ich nichts mehr gegessen. Erst wieder, wenn ich bei Mutti war oder sie zu mir kam. Mutti musste Ewigkeiten auf mich einreden, erklären, mich trösten und kuscheln, bis ich mich wieder beruhigen konnte. In den Situationen mussten meine Geschwister wieder viel zurückstecken, denn durch mein Verhalten, kamen sie häufiger zu kurz oder besser gesagt, sie mussten warten, bis ich mich beruhigt hatte und unsere Mama sich auch für sie Zeit nehmen konnte. Die meisten haben damals nicht verstanden, dass es nur der Angst und Panik geschuldet war, dass ich so reagierte. Meine Mutti verteidigte mich immer und sagte, „Das macht er doch nicht mit Absicht." Ich gehe davon aus, sie erinnerte sich an ihre Kindheit und verstand mich aus dem Grund so gut.

Im Übrigen möchte ich jetzt auch mal meinen Opa Leo erwähnen. Er war und ist immer ganz lieb zu mir, aber als meine Oma Christel noch lebte, beachtete ich ihn nicht weiter. Aus welchen Grund auch immer, hatte ich ihn nicht zu meiner Bezugsperson auserkoren. Ich mag ihn sehr und fahre noch heute gern zu ihm. Wir trinken zusammen Kaffee und fachsimpeln über Politik oder Alltagsprobleme.

Ein Wochenende allein bei Oma Elke und Opa Toni

Ich war knapp drei Jahre alt, als meine Eltern über Nacht wegblieben. Das war das erste Mal in meinem kurzen Leben, dass ich bei Oma Elke schlafen musste. Ich schlief sonst immer zu Hause. Mutti wählte die Alternative, weil meine Geschwister auch dort waren und sie dachte, dort habe ich wenigstens noch vertraute Personen um mich. Ich weinte schon bitterlich, als meine Mama mich hinbrachte.

Die Zeit war wahrscheinlich auch für meine Oma eine Katastrophe. Ich wollte zu meiner Mama. Das Essen verweigerte ich schon von dem Moment an, als Mutti mich abgab. Oma erzählte meiner Mutti, dass keiner eine Chance hatte, mit mir zu reden. Entweder ich weinte oder saß still in einer Ecke und habe mit meinem Kissen gekuschelt. Wenn ich etwas sagte, dann war das nur die Frage nach meiner Mama. Die Schlafenszeit nahte. Ich schrie wie am Spieß. Es konnte mich keiner beruhigen, weder meine Geschwister, insbesondere Josy - scherzhaft sagten immer alle „Ersatzmama“ zu ihr, weil sie mich so umsorgte - noch Oma und Opa. Ich schrie mich in den Schlaf und wachte auch in der Nacht immer wieder auf. Am nächsten Tag aß ich wieder nichts. Ich wollte kein Frühstück und kein Mittag.

Es war Nachmittag. Endlich. Meine Mama kam wieder. Meine Großeltern hatten meinen Eltern Mittagessen aufgehoben. Sie setzten sich und Oma meinte, Leo hatte keinen Hunger, er wollte nichts essen. Meine Mama nahm mich auf den Schoß und ich habe ihr ganzes Mittag aufgegessen. Natürlich konnte ich wieder essen, meine Mama war ja da. Die nächsten Tage waren für Mama sehr anstrengend, denn ich wich nicht von ihrer Seite. Ich folgte ihr sogar auf die Toilette.

Meine Geschwister hatten es wirklich nicht leicht

Meine Geschwister, insbesondere mein Bruder Tobias, mussten viel abfangen. Mit der herablassenden, belehrenden Art habe ich ihn oft bis zur Weißglut getrieben. Da er sich verbal gegen mich nicht wirklich wehren konnte, kam es des Häufigeren zu Rangeleien. Allerdings meinte ich das nicht so. Für mich waren meine Gedanken ja völlig normal. Unsere Mutter musste oft dazwischen gehen. Es dauerte sehr lange, bis ich mit meinem Bruder ein paar Minuten allein bleiben konnte. Ich verstand ihn nicht und er mich nicht. Wir hatten ganz unterschiedliche Vorstellungen vom Spielen. Vor allem wollte ich allein spielen. Mein Bruder wollte verständlicherweise aber auch mit den Lego-Bausteinen spielen, sie gehörten uns nämlich zusammen. Er war viel flexibler als ich. Tobi hätte mit mir zusammen gespielt, ich aber nicht mit ihm. Ergab es sich doch mal, dass wir versuchten, die Unmengen von Bausteinen gemeinsam zu nutzen, kam es nach spätestens zehn Minuten zu einem riesigen Streit. Legosteine flogen durch das Zimmer, wir haben uns angeschrien und fetzten uns. Ich verletzte Tobi häufig mit Spielzeug oder was eben gerade da war. Er wehrte

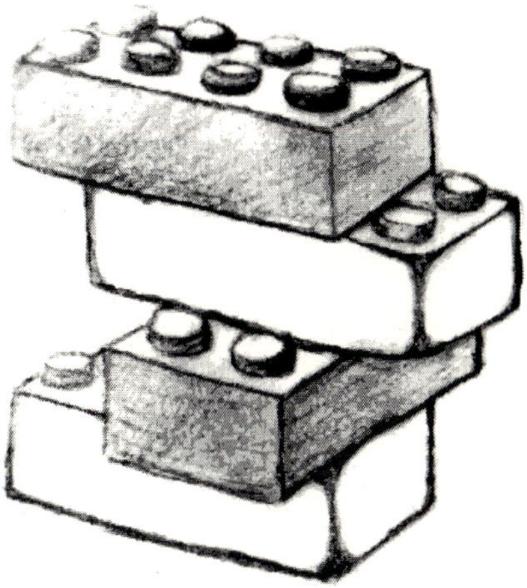

sich natürlich. Mir hat es ja nicht wehgetan, ihm schon. Meine Mutti musste wieder dazwischen gehen und da ich schon immer mehr Zeit brauchte, hatte es mein Bruder nicht einfach. Meistens bekam er auch mehr geschimpft als ich, denn Tobi war und ist ja „normal“. Wie gesagt, ein Wunder in der Familie.

Mutti verlangte eine große Portion Verständnis von ihm. Sie meinte, Tobi müsse doch verstehen, dass ich anders bin und nichts für mein Verhalten kann. Naja, von einem Kind ist das schon etwas viel verlangt. Unsere Mutti hatte leider nicht so viel Zeit für ihn und auch häufig nicht die Nerven. Also wenn sie den ganzen Tag Stress hatte und ich ständig schrie, weil ich mit bestimmten Situationen wieder überfordert war, oder sie keine Zeit auf mehrfache Erklärungen hatte, wurde sie auch mal lauter und schimpfte. Die ersten Jahre waren für uns alle problematisch und sehr anstrengend.
Vielleicht sollte ich gleich hier erklären, dass mein Schmerzempfinden irgendwie nicht normal ausgeprägt ist. Bei mir war das extrem zurückgesetzt. Ich verstand viele Jahre nicht, dass anderen Menschen etwas wehtun kann. Dass beispielsweise mein Bruder Schmerzen hatte, wenn ich ihm einen Legostein oder ein Matchbox-Auto an den Kopf warf, konnte ich ja nicht wissen. Klar, er weinte und hatte auch manchmal eine Beule und ich sah, dass er traurig ist, aber ich konnte nicht mit ihm mitfühlen. Tat er dies bei mir, spürte ich das ja nicht so oder es machte mir überhaupt nichts aus. Diese Problematik bestand auch später noch in der Kita und der Schulzeit. Ich schubste andere Kinder einfach von mir weg. In Momenten, in denen mir jemand zu nahe kam und in meinen Sicherheitsabstand eindrang, bekam ich Angst und reagierte unkontrolliert. Ich schlug um mich, egal ob ein Erzieher, Lehrer oder Schüler vor mir stand. Körperliche Nähe habe ich sowieso nur von meiner Familie zugelassen. Meine Mutti teilte den Pädagogen im Kindergarten und in der Schule mit, wie ich bin, es interessierte aber irgendwie keinen. Meistens wurde das ignoriert.

Es war auch gar nicht so einfach normale Krankheiten, wie Hals- oder Ohrenschmerzen, zu diagnostizieren. Wenn ich zu Mama kam und ihr sagte, dass ich Halsschmerzen habe, hatte ich meistens schon Fieber und mein Hals war total vereitert. Die Kinderärztin wunderte sich auch manchmal. Normale Kinder hätten schon lange nichts mehr gegessen, geweint oder die Eltern wenigstens darüber informiert, dass sie Schmerzen haben. Ich hatte überall blaue Flecken, weil ich gegen Gegenstände lief oder hinfiel. Ich fand überall eine Gelegenheit mich zu verletzen. Das gab sich erst im Laufe der Jahre und vor allem nach der Ergotherapie wurde es schon viel besser.

Mit Ehrlichkeit umgehen

Ich habe immer gesagt, was ich gedacht habe. Erst nur zu mir bekannten Personen, später machte ich vor keinem Halt. Es lag aber nie in meiner Absicht, andere Menschen verbal zu verletzen, nur ist es eben meine Ausdrucksweise, die andere falsch auffassen und vor den Kopf stößt. Dass man mit Ehrlichkeit Menschen verletzen kann, schien ich nicht zu verstehen. Ich habe wahnsinnige Probleme mich anders auszudrücken oder meine Sichtweise auf die Dinge nicht gleich kundzutun. Sätze anders formulieren, Tatsachen freundlich verpacken, konnte ich nicht. Für mich sind Fakten und Tatsachen darzulegen völlig normal. Nicht herablassend, nicht böse gemeint und nicht verletzend. Woher sollte ich wissen, dass es falsch sein kann, ehrlich und direkt zu sein? Natürlich führte das zu sehr vielen Unannehmlichkeiten, in vielen Bereichen meines Lebens.

In dieses Alter passt aber super eine Anekdote zum Thema Gerechtigkeit, die meine Mutti noch heute gern erzählt. Auf dem Weg zu meiner Oma Christel hielten wir oft bei einem dort ansässigen Bäcker an und kauften meinen heißgeliebten Einback. Von der Verkäuferin bekam ich immer mal ein Brötchen extra, ein Ü-Ei oder sonstige Leckereien.

Ich bedankte mich brav und sagte: „Aber ich habe noch einen Bruder und eine Schwester, die möchten das auch haben.“ Nach einiger Zeit wusste sie Bescheid und sagte schon lächelnd: „Ach da kommt der kleine Mann, der immer was für seine Geschwister mitnehmen muss.“. Ich fand das gerecht, ich kann ja nicht mehr haben, als meine Geschwister. Natürlich bekam ich immer etwas für meine Geschwister eingepackt.

Außergewöhnliches oder kompliziertes Ess- und Trinkverhalten

Ob das jetzt so genau hier her passt, weiß ich auch nicht. Meine Ess- und Trinkgewohnheiten waren, wie alles an mir, kompliziert. Ich trank ausschließlich Säfte, so ungefähr zwei Liter am Tag, aber ich aß weder Obst noch Gemüse. Gekochtes Gemüse bedingt, ein bisschen, aber Obst überhaupt nicht. Ich esse ausschließlich Brötchen, kein Brot - habe ich noch nie gegessen und ich esse sehr gern und viel Fleisch. Nutella löffele ich aus dem Glas (falsch, ich löffle) und ich esse sehr ungern Kartoffeln. Kurz gesagt, wäre es nach mir gegangen, hätte ich jeden Tag das Gleiche gegessen. Mutti kochte meistens extra für mich. Okay, sie gehört nun auch nicht zu den Eltern, die ihre Kinder nach Buch erziehen und sich nach jedem Trend richten. Wir sind da so ein Paradebeispiel, trotz dessen, dass wir ausschließlich Säfte getrunken haben und auch Süßigkeiten essen durften, haben wir wunderschöne Zähne, sind nicht dick und haben auch sonst keine Krankheiten, die man auf den Verzehr von „ungesunden“ Lebensmitteln zurückführen könnte. Wir hatten auch bisher Glück mit unseren Ärzten. Vieles hat sich über Jahre bewährt und da sich der Aufbau des Menschen nicht verändert hat, sollte man manchmal die Kirche im Dorf lassen und nicht jeden Trend mitmachen. Und der

Mensch ist noch immer ein Allesfresser ... Aber jeder soll seinen Essgewohnheiten nachgehen und selbige ausleben, wie er möchte, so lange mich keiner versucht zu bekehren. Inzwischen probiere ich vieles aus und kreiere selbst Gerichte mit Gemüse oder ähnlichem. Die Ausdauer von Mutti hat sich ausgezahlt.

Kindergartenzeit - wir wollten zwar nicht, aber wir mussten

Die ersten drei Lebensjahre mussten wir, Gott sei Dank, keine Kindereinrichtung besuchen. Das heißt, jeweils bis zu unserem dritten Lebensjahr waren meine Geschwister und ich „zu Hause". Mein Bruder hatte ganz viel Glück, denn er musste nur ein Jahr in die Kita. Mutti war noch mit mir in Erziehungszeit, also musste er nicht in eine Kita. Unsere Mutti hat sich größtenteils um uns gekümmert, gelegentlich auch unsere Großeltern. Ließ es sich einrichten, habe ich Zeit bei meiner Oma Christel verbracht. So konnten wir stressfrei unsere Kindheit verbringen und sehr viel lernen. Meine Mutti arbeitete, wenn wir schliefen. Sie erledigte die Buchhaltung in der Firma meines Papas.

Vorbereitung auf die Kita
Viele Geräusche gleichzeitig sind für mich teilweise unerträglich. Das kann auch an der besonderen Verknüpfung der Gehirnregionen liegen und dass dadurch meine Sinne anders entwickelt sind. Ich gehöre zu den Aspis, die Farben, Geräusche oder Gerüche, intensiver wahrnehmen. Auch wenn sich das für manche vielleicht gut anhört, mir bereitete das manchmal sehr viele Unannehmlichkeiten. An einiges hatte ich mich schon gewöhnt, wir lebten ja nicht auf dem Mond und hatten natürlich auch soziale Kontakte. Meine Mutti ging mit uns auf Spielplätze, zur Krabbelstunde, zu festlichen Veranstaltungen in Kita oder Schule. Meine Geschwister

genossen die Zeit, ich eher weniger. Durch meine Oma Christel konnte meine Mutti vieles mit meinen Geschwistern allein unternehmen. Ich fuhr mit Papa zu ihr, Mama hatte Zeit für Josy und Tobi, und ich hatte meine Ruhe.

Wir wollten zwar alle nicht, mussten aber trotzdem in den Kindergarten.
Mein Bruder, was für ein Glückspilz, wie erwähnt musste er erst mit fünf Jahren in die Kita, ich mit drei Jahren.
Wir waren nur von 8-11 Uhr - sehr selten bis 12 Uhr angemeldet. Soziale Kontakte brauchten wir zwar, aber nicht den Stress, der damit manchmal einhergeht. Keiner von uns ging gern in den Kindergarten. Die Einrichtung selbst und auch die Erzieher waren nicht das Problem, sondern einfach, dass es zu Hause schöner und vor allem viel ruhiger war.

Meine Eltern dachten, es wäre gut, wenn ich mich langsam an andere Kinder gewöhne.
Mein Bruder lebte sich auch recht schnell ein. Ich hingegen hatte sehr große Probleme. Ich weinte, wenn meine Mutti ging und ich hatte riesen Probleme mich an die Kinder und die Erzieher zu gewöhnen. In den ersten Tagen wurde meine Mutti täglich angerufen, weil ich spätestens nach einer Stunde hohes Fieber bekam. Sie musste mich abholen und ordnungsgemäß ging sie auch gleich mit mir zur Kinderärztin. Die konnte aber nichts finden. Wenn wir dann zu Hause waren, ging es mir gleich viel besser und das Fieber war weg.
Nach drei Wochen beschlossen meine Eltern, mich für die nächsten Monate zu Hause zulassen und ich durfte wieder zu meiner Oma Christel. Da ich schon als Kleinkind mit Fieber oder Erbrechen auf Stress reagierte, ahnten sie, dass es wohl daran liegt. Ich hatte ja nur in der Kita Fieber. Waren wir zu Hause, ging das Fieber ganz schnell zurück.

Ein halbes Jahr später probierte es meine Mama noch einmal, mich an die Kita zu gewöhnen. Sie bereitete mich ja lange genug darauf vor.

Ich musste über Veränderungen vorher immer informiert werden, ansonsten war der Tag für andere Familienmitglieder der Horror. Ich war kaum ansprechbar, abweisend und teilweise aggressiv. Kategorisch lehnte ich alles ab und sagte zu allem nein. Meine Mutti musste sich dann intensiv um mich kümmern, für Tobi und meine Schwester hatte sie wieder einmal nicht so viel Zeit. Bei gemeinsamen Unternehmungen traf meine Mutti Absprachen mit Papa, sodass ihr auch Zeit für meine Geschwister blieb. Und natürlich schimpfte meine Mutti auch mit mir. Sie ließ nicht alles durchgehen. Dinge, die ich verstehen konnte, predigte sie mir auch nicht zig Mal vor.

Es gab eine Erzieherin in meiner Gruppe, die fand ich toll. Sie war nicht so anstrengend. Dadurch, dass ich ohnehin schon Probleme hatte mit Personen zu reden, die nicht zu meinem vertrauten Umfeld gehörten, fiel es mir noch schwerer, gleich nach dem Betreten eines Raumes, in dem sich viele Kinder und Erwachsene befanden, zu kommunizieren und ich wollte auch nicht angesprochen werden, denn ich musste mich täglich aufs Neue in dem Gruppenraum orientieren. Erst danach war ich bereit, das Notwendigste zu besprechen. Ein „Guten Morgen" reichte, ich gab prinzipiell auch keiner Person die Hand. Das machte ich nie.
Ich entwickelte fast eine Phobie gegen das Berühren meiner Hände. Nur meine Familie durfte das. Diese Abneigung verlor ich erst während meiner Pubertät.
Jedenfalls ließ mich die Erzieherin gewähren. Schnell bekam sie mit, dass ich nicht sofort „Guten Morgen" sagen konnte. Ich konnte mich so einigermaßen daran gewöhnen, ein paar Stunden in der Kita zu verbringen. Waren besondere Vorkommnisse, mit denen ich überhaupt nicht klargekommen bin, ließ mich Mama die folgenden Tage zu Hause. Ich brauchte dann viel Ruhe. Es gab Erzieherinnen, mit denen ich sofort reden sollte und die wollten, dass ich mit anderen Kindern spiele. Aus den oben genannten Gründen, fing ich an zu weinen und rief nach meiner Mama.

Ich musste ja nun schon allein in den Gruppenraum, die Person, der ich vertraute, war nicht mehr da und ich hatte einfach nur noch Angst. Das war purer Stress für mich.
War meine Lieblingserzieherin da, ging ich später zu ihr und redete mit ihr. Ich spielte ausschließlich allein und hasste Geburtstage oder andere Feierlichkeiten. Mir machte das aber nichts aus, denn zu der Zeit habe ich sehr gern allein gespielt und andere Kinder so überhaupt nicht vermisst. Aktivitäten im Allgemeinen, die eine gewisse

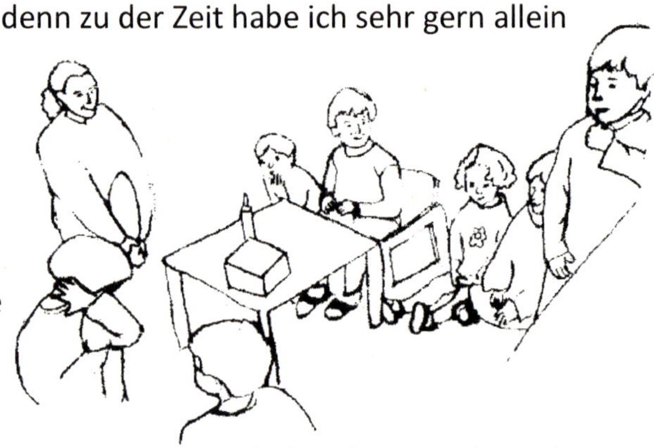

Kontaktfreudigkeit voraussetzten, habe ich gemieden. Ich ging in einen katholischen Kindergarten und auch hier gab es feststehende Rituale. Einerseits gut, andererseits waren diese immer in Gemeinschaft. Die anderen Kinder saßen im Kreis, haben zum Gitarrenspiel der Erzieherin gesungen, hörten Geschichten oder redeten einfach nur. Ich blieb immer an der Seite stehen und setzte mich nie mit zu den anderen.
Ein Besuch in der Kirche war ebenfalls schlimm für mich, denn meistens gingen viele Kinder aus der Einrichtung dort hin.

Simple Aktivitäten wie Spazieren gehen in der Gruppe, stellten nicht nur für mich, sondern auch für die Erzieher eine Herausforderung dar. Üblicherweise liefen wir in Zweiergruppen und die Kinder fassten sich an den Händen. Ich wollte aber niemanden anfassen und schon gar nicht angefasst werden. In solchen Momenten, wenn jemand versuchte mich anzufassen, wurde ich schnell aggressiv. Ich schlug um mich, schubste andere Kinder und schrie. Auch vor Erziehern machte ich nicht Halt. Manchmal durfte ich auch neben den anderen Kindern laufen, ohne diese anfassen zu müssen.

Warum konnte ich nicht immer alleine laufen? Das sagte ich natürlich genau so den Erziehern. Schon damals schimpfte ich und erklärte den Anwesenden, dass ich nicht blöd bin und schon alleine laufen kann. Wenn ich mich überhaupt nicht beruhigen konnte, musste ich in der Kita, in der kleinen Gruppe, bleiben. Das war für alle Beteiligten nicht spaßig. Ich hatte weder viel mit den Kindern, noch mit den Erziehern zu tun, folglich waren sie mir fremd. Es kam sehr selten vor, dass ich mich wieder beruhigte.

Fasching, oh je. Das Grauen schlechthin für mich. An den Tagen durfte ich auch zu Hause bleiben. Ich hätte nicht nur mir, sondern auch den Kindern und Erziehern den Spaß verdorben. Verkleiden, Schminken, sich komisch Verhalten, das alles, ging gar nicht. Ich weiß nicht warum, aber wenn ich an die Zeit zurückdenke, würde ich sagen, ich fand häufig Dinge, die Kinder meines Alters machten, blöd. Sie verhielten sich so anders. Ich war nie so lustig, frei und locker. Ich konnte es einfach nicht sein, denn ich dachte schon von je her über jede Handlung, die ich durchführte, zigmal nach. Alle führten sich so albern auf. Wiederum, zu Hause, verkleidete ich mich sehr gern, zusammen mit meinem Bruder. Wir spielten Pirat, Ritter oder ahmten Helden aus unserer Kindheit nach. Ich glaube, weil ich mich zu Hause prinzipiell sicher fühlte.

Frühstück in der Kita war toll

In der Kita war es üblich, so wie die Kinder in die Einrichtung kamen und frühstücken wollten, konnten sie das auch tun. In einem separaten, kleinen Raum, konnte man seine Energie für den Tag tanken. Durch eine Verbindungstür zum Gruppenraum, hatten uns die Erzieher im Blick. Ein gemütlicher Raum mit drei kleinen Tischen und einem Kachelofen. Vor allem im Winter wollte ich öfter in der Kita frühstücken, denn manchmal war ich allein in dem Raum. Ich fühlte mich dort wohl, alles war klein, übersichtlich und warm.

Mittagessen, och nö ... muss nicht sein.
Das Mittagessen wiederum war nicht sehr angenehm. Alle Kinder saßen an einem Tisch. Nun ja, für mich schrecklich.
Es kam aber vor, dass ich doch mal in der Kita mittagessen musste. Unvorbereitet für mich, sagte meine Mutti an einem Morgen zu mir: „Mein kleiner Prinz, du musst heute bitte mal hier mit Essen. Mama hat einen ganz wichtigen Termin und den kann ich leider nicht verschieben. Für dich kommt das jetzt überraschend, aber Leo, es geht nicht anders. Nur heute, versprochen." Ich sagte sofort: „Nein Mama, ich werde hier nicht mit essen." *Manchmal hatte meine Mutti aber auch Vorstellungen, nicht mal meine Lieblingserzieherin ist da.*
Nach einer kurzen Diskussion mit mir, sagte Mutti dann zu der Erzieherin, sie solle mich einfach spielen lassen, das Essen nehme sie dann mit nach Hause und kurz vor zwölf sei sie da um mich abzuholen. Ich brauche nicht in der Kita essen.
Die Mittagszeit rückte näher. Die Erzieherin meinte, ich solle mich an den Tisch setzen. Sie stellte mir den Teller mit Essen hin und sagte, ich solle anfangen zu essen. Mit Sicherheit hatte sie keine bösen Absichten, dennoch holte ich aus, fegte den Teller vom Tisch und sagte: „Ich habe doch gesagt, ich werde hier nicht essen." Ich weiß nicht, ob das nur meine Mutti und ich so sehen, aber wenn gesagt wurde, ich esse nicht mit in der Einrichtung, warum probiert sie trotzdem mich zum Essen zu bewegen? Eine Logik, die sich uns nie erschließen wird.

Die meisten Probleme traten in der Kita auf, wenn die Erzieherin, die mit mir umgehen konnte, nicht da war. Es gab noch so einige Situationen, die ich überhaupt nicht nachvollziehen konnte. *Warum muss ich mich abmelden, wenn ich auf Toilette gehen möchte?*
Das Bad mit den Toiletten befand sich am Gruppenraum. Von dort aus kann man sich in keinen weiteren Raum begeben, das heißt, ich hätte nicht den Gruppenraum als solchen verlassen können. Ich ging, ohne ein Wort zu sagen, auf die Toilette.

Das Resultat, ich bekam nochmals erklärt, Kinder dürfen nicht allein den Gruppenraum verlassen und mir wurde verboten, allein ins Bad zu gehen. Ich war überfordert. Ich wollte ja nicht aus dem Gruppenraum, ich wollte nur aufs Klo. *Zu Hause muss ich ja auch nicht Bescheid sagen, da gehe ich auch nur ins Bad und nicht aus der Wohnung.* Das war völlig unlogisch für mich. Am nächsten Tag passte die Erzieherin auf und kam mir hinterher, als ich ins Bad wollte. Ich sollte mich abmelden und sagen, dass ich auf die Toilette möchte. *Warum? Was soll ich denn sonst auf dem Klo machen? Und warum wollte sie unbedingt mitgehen und mich beobachten?* Ich pullerte ein. Ich war ja mit meinen Gedanken beschäftigt, denn ich habe das alles nicht verstanden. Ich wollte doch einfach nur in Ruhe allein auf die Toilette gehen und nicht jedem davon berichten. Vielleicht lag es auch daran, dass wir uns zu Hause nie abmelden mussten, wenn wir auf die Toilette gingen. Wenn ich Hilfe brauchte, konnte ich ja rufen.
Jedenfalls ließ mich die Erzieherin, aus erzieherischen Maßnahmen, mit der nassen Hose herumlaufen. Ganz furchtbar für mich. Ich wollte aus dieser ekelhaften Hose heraus. Zumal ich ohnehin so pingelig bin. Ich fing an zu weinen oder besser gesagt zu schreien und toben. Ich wollte raus, einfach nur weg, so sehr schämte ich mich.
Als mich Mama abholte, lief ich ihr weinend entgegen und erzählte ihr alles. Meine Mutti klärte das Problem mit der Erzieherin auf ihre Art und danach durfte ich auch allein auf die Toilette gehen. Meine Mutti kann sehr resolut sein, wenn es um meine Geschwister oder mich geht. Ich will nicht wissen, was sie der Erzieherin alles gesagt hat.

Psychologische Einrichtung

Meine Mutti wollte aber solche Vorfälle, wie sie sich in der Einrichtung ereignet haben, nicht einfach ignorieren. Sie wollte sich Hilfe in einer psychologischen Beratungsstelle holen. Gesagt, getan. Gemeinsam gingen wir dort hin. Ich war inzwischen knapp vier Jahre alt. Sie erklärte der Psychologin, was es für Probleme gibt. Dass ich keine Anweisungen befolge, nicht mit anderen Kindern spiele und nicht mit anderen rede. Ebenfalls kamen Vorfälle aus der Familie zur Sprache, vor allem die Probleme mit meinem Bruder.
Die Psychologin versuchte mit mir zu spielen, um mich so in ein Gespräch zu verwickeln. Klappte nicht, weder wollte ich mit ihr spielen, noch mit ihr reden. Nach einigen Sitzungen bekam meine Mutti gesagt: „Ihr Sohn ist einfach nicht gruppenfähig und er hat Konzentrationsprobleme.“ Über dem Kopf meiner Mutter standen wieder zig Fragezeichen. Ihre Antwort: „Nicht gruppenfähig? Konzentrationsprobleme? Auf die Feststellung, dass Leo nicht gruppenfähig ist, wäre ich gar nicht gekommen. Hallo? Genau deshalb bin ich ja hier her gekommen. Sie sollten mir sagen, wo sein Problem liegt. Und Konzentrationsprobleme hat er nicht. Der Junge spielt stundenlang allein mit Lego-Bausteinen, wiederholt Gehörtes nach dem zweiten, maximal dritten Mal vollständig und hat eine sehr gute Allgemeinbildung. Er hört sich über einen sehr langen Zeitraum Geschichten an und bastelt in einer Engelsgeduld in Papas Werkstatt.“ Das konnte und wollte Mutti so nicht hinnehmen. Das Thema psychologische Beratungsstelle war erledigt. Sie ging wieder zur Kinderärztin und wir bekamen erstmal eine Überweisung zur Ergotherapie, um meine Koordination zu verbessern.

Das Thema Psychologin wurde von Mutti vorübergehend auf Eis gelegt.

Ergotherapie

Die Ergotherapie konnte ich zeitnah beginnen. Eine der Therapeutinnen fand ich sofort sehr passend für mich. Ich redete sogar mit ihr. Die Behandlung war teilweise sehr anstrengend, aber die Therapeutin schaffte es immer wieder, mich zu motivieren. Ich konnte meine Grobmotorik verbessern, irgendwann konnte ich sogar einen Ball auffangen. Für andere selbstverständlich, für mich war es ein Erfolgserlebnis. Solche Erfolgserlebnisse wurden regelrecht zelebriert und ich fühlte mich ganz stolz. Für die Feinmotorik, heißt Schreiben, Basteln, Malen, benötigte ich etwas mehr Zeit. Wir backten, kochten und töpferten und das Allerbeste daran war, dass unsere Eltern, meistens die Mamas, dabei sein konnten und sogar mitmachen durften. Das machte mir auch Spaß.
Es kam auch ein paar Mal vor, dass „meine" Therapeutin nicht da war. Ihr könnt es euch sicher denken, ich arbeitete nicht mit. Das brachte mich aus meiner Routine und damit konnte ich nicht umgehen. Ich konnte mich nicht so schnell auf einen anderen Menschen einstellen. Aber immerhin, bis ich in die Schule kam, konnte ich den Füller ordentlich führen und einigermaßen leserlich schreiben. Wobei die Betonung auf einigermaßen liegt, denn noch heute schimpfen alle über meine Schrift. *Warum nur? Ich kann alles lesen.*

Ich verlor eine meiner Bezugspersonen

Kurz nach meinem vierten Geburtstag wurde meine Oma Christel sehr krank und musste in eine Klinik. Das war sehr schlimm für mich, weil ich nicht, wie gewohnt, mit Papa zu ihr fahren konnte. Ich vermisste meine Oma und außerdem änderte sich mein Tagesablauf, also meine Gewohnheiten. Für mich hieß das, dass ich häufiger in den Kindergarten musste. Bis dahin konnte ich immer mal zu Hause bleiben, also mit Papa zu meiner Oma fahren - jetzt ging das alles nicht mehr. Weihnachten konnten wir wieder zusammen feiern, ich war glücklich. Meine Omi war wieder zu Hause.
Gleich im neuen Jahr musste sie wieder in die Klinik, dieses Mal sollte sie operiert werden. Ich war traurig, denn ich konnte sie wieder für eine lange Zeit nicht sehen - für mich waren zwei oder drei Wochen eine Ewigkeit. Wir besuchten sie regelmäßig, aber kurze Besuche im Krankenhaus, waren nichts gegen einen ganzen Tag bei meiner Omi.
Im Februar kam sie endlich nach Hause und für mich war die Welt wieder in Ordnung.
Leider bemerkte ich sehr schnell, dass nicht alles in Ordnung war. Sie brauchte mehr Ruhe, es war nichts wie zuvor. Ich vermisste die Zeit, in der ich ihr in die Arme laufen konnte, sie mich hochhob und dann ganz lange mit mir kuschelte. Ich konnte nur noch auf ihren Schoß krabbeln und mit ihr kuscheln. Dieser kleine Unterschied ist bestimmt für andere Kinder nicht so relevant, aber für mich war das eine gravierende Umstellung. Ich konnte auch nicht mehr mit ihr im Garten herumtoben. Meine Oma war schwach und nicht mehr so belastbar. Ich versuchte ihr zu helfen, wo ich konnte. Bei meiner Omi hatte alles seinen Platz und da ich mich bestens auskannte, räumte ich bei ihr auf. Schließlich machte ich das zu Hause auch, besonders in meinem Zimmer hatte alles seinen festen Platz.
Meine Oma war über ein halbes Jahr zu Hause, aber sie

musste jede Woche zum Arzt. Meine Mama fuhr fast jeden zweiten Tag mit uns zu Oma. Wir konnten spielen und Mama wuselte immer bei Oma herum. Es ging ihr noch immer nicht besser, sie schlief auch am Tag und sie konnte nur noch im Haus mit mir spielen, wenn wir zusammen an einem Tisch saßen. Vorher kam sie zu mir auf den Fußboden und wir spielten mit meinem Herd oder ließen Autos durch die Küche fahren. Omi versuchte sich nichts anmerken zu lassen und tat so, als wäre alles nicht so schlimm, aber es war ja doch alles anders. Sie nahm sich viel Zeit für mich und ab und zu durfte ich auch allein zu ihr. Ich genoss die Zeit.
Kurz nach meinem fünften Geburtstag, ging es meiner Oma wieder sehr schlecht und sie musste für längere Zeit in die Klinik. Dieses Mal kam sie schon um die Adventszeit nach Hause, Weihnachten war gerettet. Wir waren ganz oft bei Omi und ich durfte auch wieder allein zu ihr.
Die Zeit war schnell vorbei. Am Anfang des neuen Jahres, es war 2003, musste sie erneut in die Klinik. Es ging ihr immer schlechter. Ich war viel zu jung um zu verstehen, warum alle um mich herum ernst und besorgt waren. Vor allem haben sie ja versucht, das vor meinen Geschwistern und mir zu vertuschen. Natürlich besuchten wir meine Oma regelmäßig, was leider den Ärzten nicht so passte, denn angeblich war es zu anstrengend für sie. Meine Mama nahm mich trotzdem immer mit. Meine Oma wollte mich sehen, uns alle und für sie wäre es viel anstrengender gewesen, uns nicht zu sehen. Für mich war das aber eine sehr schlimme Zeit. Ich hing nur noch an meiner Mama. Irgendwie hatte ich wohl Angst, dass meine Oma nicht wieder nach Hause kommt oder dass Mama auch krank wird.
Ich bin nicht ganz so wie unsere Mama, aber es gibt schon Momente, da ahne ich vorher, dass etwas passiert.
Die Zeit zog sich hin und meine Oma lag immer noch in der Klinik, sie kam nicht mehr nach Hause. Und das Schlimmste, was mir, uns allen, passieren konnte, trat ein.

Mitte März, am Geburtstag meiner Mama, kam mittags der Anruf, dass Oma verstorben ist. Wir hatten Besuch, Mamas Freundin Sabine war mit ihrem Mann da. Mama hielt das Telefon in der Hand und wir starrten sie alle an. Sie sah aus wie versteinert. Sie schaute ihre Freundin an, aber sie sagte nichts. Wie ich später erfuhr, sagte Mama im Januar zu Sabine: „Oma Christel musste wieder ins Krankenhaus. Es geht ihr gar nicht gut. Sie wird doch nicht zu meinem Geburtstag sterben?"

Uns hat es allen den Boden unter den Füßen weggezogen. Meine Mutti versuchte für uns alle da zu sein, obwohl es, im Nachhinein betrachtet, für sie wohl am schwersten von uns allen war, diese Tatsache zu verkraften. Sie liebte meine Oma auch sehr.
Ich konnte das alles nicht begreifen, ich war noch viel zu klein. Mama drückte mich ganz fest an sich, weinte die ganze Zeit und sagte mir dann, dass meine Oma für immer eingeschlafen ist, jetzt im Himmel ist und auf mich aufpasst. Ich stellte Mama sofort alle Fragen, die mir durch den Kopf gingen: „Warum kann ich meine Oma nicht mehr sehen, warum schläft sie so lange? Wann kommt Oma wieder?" Mama antwortete mir: „Mein Schatz, Oma kommt nie wieder. Oma ist tot. Wir können sie leider nicht mehr sehen." Wie mir Mama später sagte, zeigte ich äußerlich keinerlei Emotionen. Ich weinte nicht. Meine Geschwister, Papa, meine anderen Großeltern, alle weinten. Mama sagte, ich war ernst und wollte nur immer wieder Fragen beantwortet haben. „Und was ist tot? Warum weint ihr alle? Aber Mama, wir waren doch am Wochenende noch bei Oma, wo ist sie jetzt hin? Ist man immer tot, wenn man krank ist?" Mama sagte: „Nein, man stirbt nicht an jeder Krankheit. Aber Oma hatte ja auch viel Schmerzen und war schon ganz schwach. Das war die Krankheit und glaub mir, sie wollte uns nicht allein lassen. Ihr Herz hat aufgehört zu schlagen und jetzt hat sie keine Schmerzen mehr. Es geht ihr gut dort, wo sie jetzt ist. Und ich habe euch extra alle am

Wochenende nochmal mit zu Oma genommen. Oma hat dich so sehr geliebt, wie du sie." Und immer wieder weinte meine Mama zwischendurch. Meine Reaktion war: „Aber Mama, du wirst mal nie sterben". Meine Mutti, wie sie so ist, antwortete wahrheitsgemäß: „Doch mein kleiner Prinz, irgendwann muss ich auch sterben. Ich hoffe, ich kann noch lange bei euch bleiben, aber irgendwann muss jeder Mensch sterben. Wichtig ist, dass du den Menschen, den du liebst, nie vergisst und eigentlich ist Oma ja nicht weg, in deinem Herzen bleibt deine Oma für immer. Schau mal, meine Oma ist auch immer in meinem Herzen und ich denke fast jeden Tag an sie, obwohl sie schon so viele Jahre tot ist. Sie ist noch so nah, als hätte ich sie vor kurzem erst besucht. Manchmal, wenn ich nicht weiß was ich machen soll, erinnere ich mich an sie und überlege, was meine Oma wohl gemacht hätte. Du kannst auch immer mit deiner Oma reden. Behalt sie im Herzen und hab sie lieb." Naja, mit der Aussage kam ich nicht so wirklich klar. Waren wohl ein bisschen zu viele Informationen für ein Kind meines Alters.

Mein Bruder war da ganz anders, eher rationaler. Er fragte unsere Mama: „Mama? Wird Oma Christel mit dem Sarg verbrannt?" „Ja", antwortete sie. Darauf stellte mein Bruder fest, er war siebeneinhalb Jahre: „Aber Mama, das ist doch totale Verschwendung. Den Sarg kann man doch immer wieder verwenden, man muss ihn doch nur immer sauber machen." Unserer Mutti viel vor Schreck gar keine Antwort ein. Denn prinzipiell, aus rein logischen Gründen, aus der Sicht eines Kindes, hatte er ja recht. Und über Pietät braucht man Kindern nicht so wirklich viel erzählen, das verstehen sie noch nicht. Für Kinder zählen häufig nur Fakten und die emotionalen Dinge, die sie bewegen. Natürlich versuchte sie trotzdem, ihm eine adäquate Antwort zu geben, und sagte: „Tobi, der Sarg ist wie Omas Bett und sie schläft jetzt für immer darin. Das macht man nicht und nimmt einem Verstorbenen, aus einem Sarg und verbrennt ihn einfach so." Naja das hat mein Bruder nicht so ganz eingesehen. Mama erklärte ihm, dass er das jetzt bitte so hinnehmen soll, wie es ist und er das später verstehen wird.

Meine Eltern nahmen uns mit zur Trauerfeier. Sie wollten, dass wir uns von meiner Oma verabschieden konnten, beide fanden das wichtig. Ich wusste zwar damals nicht, was das ist, aber im Nachhinein gesehen, war es richtig und gut so. Wir betraten die Kapelle, in der ein Sarg stand. Für mich war das eine Holzkiste. Ich zeigte noch immer keinerlei emotionale Regung. Alle Anwesenden weinten und schwiegen. Ich musste mich mitteilen und meine Mama sah über alle „Verhaltensregeln" hinweg und redete mit mir.
Ich stand regungslos da. Mama sagte mir: „In dem Sarg liegt Oma Christel, wenn du möchtest, sag deiner Oma, dass du sie lieb hast." Ich fragte: „Warum weint ihr eigentlich, wenn es Oma gut geht? Wenn Oma schläft kann ich sie doch auch sehen. Kann ich Oma sehen?" Zur Antwort bekam ich: „Weil wir sie vermissen und sie uns fehlen wird, ebenso wie dir. Manchmal muss man weinen, bis der erste Schmerz vorbei ist. Nein Leo, du kannst Oma leider nicht mehr sehen." Ich glaube, ich verstand damals überhaupt nichts.
Mama erzählte mir, dass ich den ganzen Tag nicht weinte, aber ein paar Wochen später saß ich in meinem Zimmer, mitten auf dem Boden im Schneidersitz, hielt mein Kissen im Arm und wippte vor und zurück. Keiner durfte in meine Nähe kommen, versuchte es jemand, schlug ich einfach nur um mich. Nicht einmal meine Mutti konnte mich beruhigen. Sie ließ mich auch allein. Wahrscheinlich war das meine Art mit dem Tod meiner Oma klarzukommen. Irgendwann setzte sie sich zu mir und ich ließ mich in den Arm nehmen. Endlich konnte ich weinen. Wir saßen lange auf dem Boden und weinten beide.

Zur Urnenbeisetzung war ich nicht mit. Meine Eltern waren der Meinung, dass die Trauerfeier genug Stress für mich gewesen war. Später besuchte ich das Grab dann regelmäßig

mit meiner Mama und ich brachte Oma Blumen und selbstgemalte Bilder. Meine Mama erklärte mir, ich könne Oma immer noch alle Probleme und Sorgen erzählen. Sie mache das auch so. Immer wenn sie in ihrem Heimatort ist, besucht sie das Grab ihrer Oma, setzt sich auf die Einfassung und spricht mit ihr. Weint, lacht, je nachdem was sie eben zu besprechen hat. In Gedanken natürlich, nicht laut. Sie hatte aber immer das Gefühl ihr dort näher zu sein.
Ich wollte das auch ausprobieren. Mama ließ mich allein am Grab meiner Oma und wartete vor dem Tor des Friedhofs. Ich setzte mich auf die Einfassung, um Oma alles zu erzählen. Ich fühlte mich dabei sehr gut. Natürlich beschnatterte ich hinterher meine Mama und erzählte ihr auf der Heimfahrt alles, was ich meiner Oma erzählt hatte. Mir fiel der Abschied schwer. Ich vermisste meine Oma so sehr.

Ich begann alles zu verarbeiten …

Ich realisierte nach und nach, dass ich meine Oma Christel nie wieder sehen würde. Drei Monate nach ihrem Tod bekam ich Atemwegsprobleme. Meine Mutti musste zu einem Vertretungsarzt und der meinte, ich sei erkältet, hätte eine Bronchitis. Mutti sagte: „Nein! Das klingt eher wie Asthma oder eine allergische Reaktion und nicht wie eine Erkältung!" Ihr könnt euch sicher vorstellen, dass der Arzt etwas verärgert war über die „Bevormundung". Aber so tickt meine Mama. Ich erwähnte ja schon, dass sie etwas anders ist.
Sie meinte noch zu ihm: „Um den Unterschied herauszufinden, brauche man kein Medizinstudium, das hört man doch!" Wahrscheinlich schon aus Prinzip bekamen wir lediglich ein Antibiotikum. Mutti befand, dass hier jegliche Diskussion sinnlos ist und ging. Medikamente gegen Asthma und Heuschnupfen hatten wir zu Hause, da meine Geschwister

an Heuschnupfen litten. Mama gab mir die Medikamente und siehe da, die Symptome verschwanden vorübergehend. Gleich nach dem Urlaub unserer Kinderärztin ließen wir einen Allergietest machen. Ich reagierte auf fast alles, was getestet werden konnte. Alle Gräser, Schimmelpilze, Federn, Fell, sodass fortan eine Spezialklinik die Weiterbehandlung übernahm. In der Klinik hatten die Ärzte die Vermutung, dass meine labile Psyche der Auslöser war und dass es wohl eher Stressasthma ist und der Körper auf verschiedene Umwelteinflüsse reagiert. Ich wurde dort optimal medikamentös eingestellt und wir mussten regelmäßig zu den Kontrollen. Bis zur Pubertät war das eine schlimme Zeit. Ich bekam häufig Asthmaanfälle in der Nacht. Meistens, wenn mich etwas psychisch belastete und das war natürlich während der Schulzeit häufiger der Fall. Das war im Übrigen auch ein Grund, warum ich noch lange bei meiner Mutti geschlafen habe, denn ich wachte nicht auf, wenn ich Atemnot bekam. Mutti musste mich wecken und mir ein Spray geben oder mich inhalieren lassen. Die Kinderärztin sagte damals noch zu meiner Mutti, dass manchmal der Instinkt der Mütter mehr wert ist, als zehn Ärzte. Sie hätte völlig richtig reagiert.

Das Leben geht weiter

Kurz vor der Einschulung nahm meine Mutti das Thema „Psychologin" noch einmal in Angriff. Sie bat die Kinderärztin um eine Überweisung und machte auch umgehend einen Termin.

Wir kamen in der Praxis an und misstrauisch wie Mama ist, ließ sie sich erstmal erklären, was denn für Tests und Untersuchungen durchgeführt werden sollten. Sie musste ja als Einzige einwilligen, da sie bis zu meinem 15. Lebensjahr das alleinige Sorgerecht hatte. Mein Papa war aber mit bei der Psychologin. Er sagte jedoch nicht viel dazu, denn er wusste, Mutti macht das. Hinsichtlich meiner Gesundheit, Erziehung oder im schulischen Bereich, ließ er meine Mutti gewähren. Er war ja auch beruflich sehr eingespannt und hatte nicht so viel Zeit, sich um derlei Dinge zu kümmern. Alles andere wurde immer zusammen entschieden und er wusste auch warum und weshalb Mutti eine Entscheidung traf.

Ein Arztbesuch mit meiner Mutti ist echt nicht einfach. Wer sie nicht kennt, findet sie wahrscheinlich für den ersten Moment alles andere als freundlich. Mutti hat eine Art die Ärzte oder deren Personal anzuschauen und ihnen zu begegnen, die schon eine ganze Menge Toleranz des Gegenübers erfordert. Es ging um mich, da konnte sie ziemlich biestig werden. Meine Mutti ist ja ganz lieb, zu uns und der Familie oder zu Freunden, aber Fremde, haben es nicht immer leicht mit ihr. Sie braucht sehr lange, bis sie Vertrauen zu einem Menschen fasst.

Aber wenn ich euch meine Mutti näher erklären würde wollen, müsste ich noch ein Buch schreiben. So wie sie im Alltag tickt, das kann ich nicht mit ein paar Sätzen beschreiben. Belassen wir es also dabei und versucht bitte, dem häufig völlig konträren Verhalten meiner Mutti zu folgen. Ihr schafft das. Jedenfalls ging es meiner Mutti schon mal gegen den Strich, dass die Untersuchungen und Tests drei Stunden andauerten. Danach sollte die Auswertung gemeinsam mit der Ärztin erfolgen, um uns die Diagnose mitzuteilen und die weitere Therapie zu besprechen. Das konnte nicht gut ausgehen, denn Mutti war der Meinung, nach drei Stunden kann das kein Arzt beurteilen.

Diese Ärztin war, nach Aussagen meiner Mutti, auch so ein Fall von „Ich habe keine Zeit, verschreiben wir fix Tabletten.“ Aber nicht mit meiner Mutti, wenn sie nicht ganz genau versteht, worin die Ursache liegt, gibt sie keine Ruhe.
Die Psychologin wies an, welche Tests und Untersuchungen gemacht werden sollen. Mitunter IQ-Tests für verschiedene Entwicklungsbereiche und Konzentrationstests. Sie

beobachteten mich beim Spielen, fragten meine Eltern aus und machten ein EEG.
Nach drei Stunden meinte sie dann, dass ich ADHS hätte und Strattera bräuchte.
Mama schaute die Ärztin fassungslos an. „So ein Quatsch, das Kind hat kein ADHS!", entgegnete sie, „Wie kommen sie jetzt darauf? Ist das EEG diesbezüglich auffällig? Wie ist die Auswertung des IQ-Tests zu werten? Was hat er bei den Konzentrationsaufgaben nicht geschafft?" Die Ärztin schaute meine Mutti total entgeistert an, wahrscheinlich hinterfragten das wenige Eltern. Die Auswertung ergab, dass ich einen überdurchschnittlich hohen IQ habe, mich interessenbezogen konzentrieren kann und dass das EEG zwar Auffälligkeiten aufweisen würde, aber sie das nicht genau werten könne. Ich mich auffällig beim Spiel verhalte und die Anweisungen nicht ohne Diskussion befolge.
Vorsichtig ausgedrückt, wurde meine Mutti gleich noch wütender und meinte zu der Ärztin, dass sie wohl völlig fehl am Platz sei und sie kann doch nicht einfach so folgenschwere Medikamente aufschreiben, wenn sie eigentlich gar nicht genau weiß, was ich habe. Meine Eltern standen auf, gingen und wir beließen es mal wieder dabei. Meine Mutti versuchte, instinktiv richtig zu handeln.

Endlich Schule

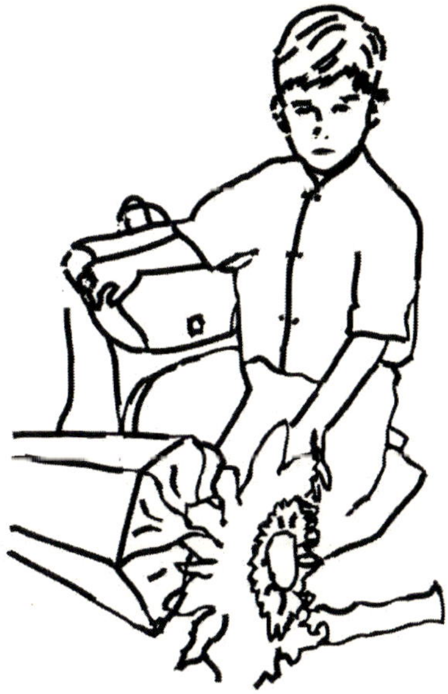

Hatte ich schon erwähnt, dass wir, mein Bruder und ich, mit fünf Jahren eingeschult wurden? Nein? Gut, dann jetzt. Kurz und knapp, wir waren beide sehr weit in unserer Entwicklung und konnten vor Beginn der Schule Schreiben, Lesen und simultan bis 20 Rechnen. Mein Bruder, ebenso wie ich, wollte unbedingt in die Schule. In den Kindergarten gingen wir ohnehin beide nicht gern.

Die Ergotherapeutin gab meinen Eltern die Empfehlung mich mit fünf Jahren einzuschulen,
da sie dort ebenfalls einen IQ-Test gemacht haben und auch hier zu der Erkenntnis kamen, dass ich hochintelligent sei. Unsere Erzieherinnen in der Kindereinrichtung waren auch der Meinung, dass wir unterfordert sind.

Es war soweit, endlich Schule, raus aus dem Kindergarten.
Die Schuleinführung selbst war bestimmt sehr schön, aber für mich einfach nur anstrengend. Es war eben eine Feierlichkeit mit vielen Menschen und das brauchte ich ja nun wirklich nicht. Außerdem, so, wie ich es mir vorgestellt hatte, war es nicht. Meine Schulzeit begann mit der Schuleingangsphase, das heißt, es gab eine Altersmischung, erste und zweite Klasse zusammen. Für die glücklichen Eltern und Schüler unter euch, die diese Schuleingangsphase nicht durchleben mussten, fasse ich die Eckpunkte, die das Konzept ausmachen, mal kurz zusammen.

Wir lernten in Lerngruppen. Ich war die erste Klasse des Projektes, ergo wurden nur elf Erstklässler pro Lerngruppe eingeschult. Einfach perfekt, zwei Lehrer für so wenige Kinder

In der zweiten Klasse sah das allerdings anders aus. In die bestehende Klasse kamen zehn Erstklässler hinzu. Heißt, elf Zweitklässler und zehn Erstklässler wurden, mit zwei Lehrern, in einem Klassenraum unterrichtet. Eine Lehrerin unterrichtete die zweite Klasse, erklärte und gab ihnen Aufgaben, die andere Lehrerin kümmerte sich um die erste Klasse. Der Vorteil an der Schuleingangsphase war, dass Schüler, die sehr weit in ihrer Entwicklung waren, eine Klasse überspringen konnten. Im Klartext, sie bekamen den Unterrichtsstoff von zwei Schuljahren in einem vermittelt. Hingegen konnten sich Schüler, die in irgendeiner Form Probleme hatten, für zwei Schuljahre, drei Jahre Zeit nehmen.
Für einige mag die Altersmischung ja in Ordnung sein, aber ich fand diese Unruhe, die dadurch zwangsläufig entstand, nicht so schön. Ich ließ mich ablenken, achtete darauf, was die anderen Kinder machten und sagte ihnen, was sie aus meiner Sicht falsch machen und wie es besser funktionieren würde. Natürlich kam das nicht gut bei meinen Mitschülern an.

Ich hätte Struktur benötigt. Leider wurde dieses Konzept bundesweit eingeführt, sodass es keine Alternative für mich gab. Meiner Ansicht nach ist das auch wieder so ein Konzept, bei dem die Theorie, meilenweit von der Praxis entfernt ist. Kleine Anmerkung am Rande. Welche Überraschung - man hat im letzten Jahr die Schuleingangsphase weitestgehend verändert.

Mutter-Kind-Kur - Entspannung pur

Zwei Monate nach dem Tod meiner Omi beantragte meine Mutti eine Mutter-Kind-Kur. Eigentlich wollte Mama noch vor Beginn der Schule eine Kur, aber natürlich dauert eine Genehmigung für eine solche schon mal ein paar Monate und dann muss noch eine Kureinrichtung gefunden werden. Wer kennt diese Prozedur nicht? Nachdem man eine Genehmigung hat, braucht man definitiv eine Kur.
Mutti, Tobi und ich fuhren im September, zwei Wochen nach meiner Einschulung, an die Ostsee. Meine Schwester konnte leider nicht mitkommen, denn sie war zu dem Zeitpunkt älter als 12 Jahre. Sie ließ sich aber in den drei Wochen von Oma Elke und Opa Toni verwöhnen.

Die Zeit tat uns allen gut. Ich hatte kaum Atemprobleme, wir waren entspannt, locker und hatten viel Zeit füreinander. Während des Kuraufenthalts konnte meine Mama, die selbst den Tod meiner Oma noch nicht verkraftet hatte, psychologische Hilfe in Anspruch nehmen. Das erste Mal in ihrem Leben eine Therapeutin. Ihr hat das sehr geholfen. Nach der Kur ging es uns allen vorübergehend besser. Wenigstens mein Asthma und die Allergien waren kaum mehr zu spüren. Natürlich konnte auch keine Kur das Chaos in meinem Kopf ordnen. Mama suchte uns umgehend eine Psychotherapeutin in unserem Wohnort, um vielleicht doch noch eine adäquate Therapie für mich und sich selbst zu finden.

Der Alltag hatte uns wieder und der Schulalltag auch

Ich hatte jetzt die Möglichkeit meinen Schulalltag richtig kennenzulernen.
Meine Klassenlehrerin fand ich zwar gleich sehr sympathisch, aber da waren die Mitschüler. Ziemlich schnell habe ich gemerkt, dass die mich alle nicht verstehen. Ich war viel weiter in meiner Entwicklung und fand viele Dinge blöd, die Kinder in dem Alter machten. Ich war ja viel ernster als die anderen. Allerdings versuchte ich, zu den Kindern Kontakt aufzubauen. Kaum zu glauben, aber ich habe versucht mit ihnen zu sprechen. Wohlgemerkt nur in den Pausen und auch nur mit den Schülern. Im Unterricht schwieg ich. Mit den Lehrern kommunizierte ich nur leise und das auch nur, wenn sie an meinen Platz kamen.

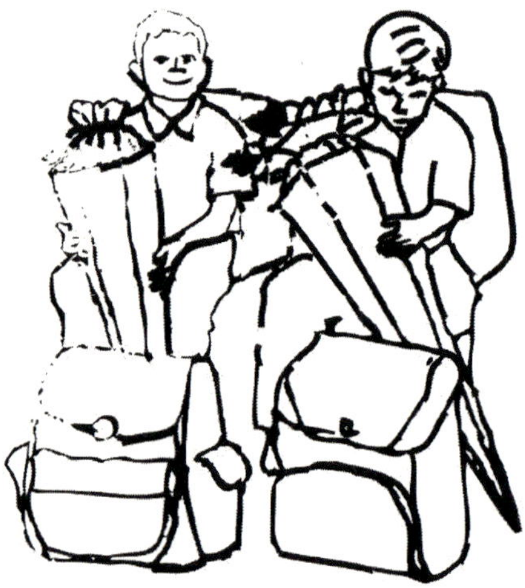

In der ersten Klasse lernte ich wirklich viel. Ich redete zwar nicht mit den Lehrern, dennoch nahm ich alles auf, was gelehrt wurde. Es machte mir auch Spaß, denn ich wollte unbedingt Neues lernen.
Anweisungen, die ich nicht verstand, also die für mich völlig unlogisch waren, konnte ich nicht befolgen.
Meine Lehrerin fand aber eine Ebene, auf der sie gut mit mir kommunizieren konnte. Obwohl, meistens war es doch nur ein Monolog seitens der Lehrerin. Sie konnte mich motivieren und sie verlangte nicht nur, sie ließ mir Freiraum. Das war ein großer Fortschritt. Wie erwähnt, hatte ich zwei Lehrer in den Hauptfächern, die zeitgleich unterrichteten. Und auch die zweite Lehrerin, sie unterrichtete vorwiegend Mathematik,

fand einen Zugang zu mir. Allerdings, obwohl ich schon vor Beginn der Schule lesen konnte, habe ich das im Unterricht nicht kundgetan. Ich tat so, als könne ich noch immer nicht lesen. Nach drei Monaten Schulzeit, sprach die Klassenlehrerin meine Mutti an und riet ihr, doch mit mir das Lesen zu üben, da mir das sehr schwerfallen würde. Wie ihr euch sicher vorstellen könnt, fiel meine Mutti aus allen Wolken und erklärte der Lehrerin, dass ich doch schon lange lesen könnte. Sie machte mit der Lehrerin aus, dass sie mal für einen Tag den Unterricht besucht, um zu sehen, wie ich mich dort gebe. Ich freute mich auch auf den Tag. Meine Mama kam mit in die Schule und sie setzte sich neben mich. Ich fühlte mich sicher, alles ging wie von selbst. Ich rechnete alles richtig, nahm am Unterrichtsgeschehen teil und ich habe alle Texte gelesen. Nichts konnte mich ablenken. Ich wusste ja, meine Mama beschützt mich. Es gab mir ohnehin in den ersten Jahren meines Lebens eine gewisse Sicherheit, wenn sie in meiner Nähe war. Die Lehrerin war ebenso verwundert, wie meine Mutti ein paar Tage zuvor. Aber sie freute sich, dass ich schon so viel kann. Naja, wenigstens wussten jetzt alle, dass ich nicht blöd bin.

Logischerweise musste ich am nächsten Tag wieder allein in die Schule. Ich war im schriftlichen Bereich sehr gut, nur habe ich immer noch nicht geantwortet, wenn ich mich mündlich am Unterrichtsgeschehen beteiligen sollte.
Nach ein paar Wochen wiederholten sich Aufgaben, in Kontrollen oder auch einfach nur als Übungen zur Festigung. Prinzipiell richtig, aber für mich nicht logisch. *Warum soll ich Aufgaben wiederholen, die ich schon kann? Sinnvoll wäre es doch, Neues zu erlernen.* Mit der Meinung stand ich aber allein da. Ich erklärte den Lehrern, dass ich die Aufgaben nicht noch einmal machen werde, da ich Selbige schon gemacht habe und die auch konnte. Alle, inklusive meiner Mutti, versuchten mir zu erklären, dass ich das machen müsse und dass es Übungen

seien, um das Erlernte zu festigen. Für mich war das Quatsch, ich muss Dinge nicht hundertmal wiederholen, entweder ich kann sie gleich oder gar nicht. Das Resultat war, ich bekam in den ersten Arbeiten, nach Beendigung einer Thematik, immer eine sehr gute Note oder besser gesagt, eine sehr gute Bewertung, in den folgenden allerdings nicht mehr, da ich Wiederholungen komplett ausließ.

Die vielen Stunden der Ergotherapie zahlten sich aus, sodass mir das Schreiben nicht ganz so schwer viel. Das Erlernen der Druckschrift war kein Problem, ich tat mich nur mit der Schreibschrift schwer. Damit habe ich noch heute so meine Probleme, vielmehr die anderen aus meinem Umfeld. Ich kann schnell schreiben, nur kann es kaum ein anderer lesen.
Im Werk-, Kunst- oder Sportunterricht hatte ich, trotz Ergotherapie, noch massive Probleme mit der Koordination. Ich wollte das gar nicht mehr erlernen. Wozu auch? Viele Übungen hatte ich schon so oft probiert und nicht geschafft, also gab ich es auf. Ich beschäftigte mich lieber mit den Dingen, die ich konnte. Malen kann ich bis heute noch nicht und das Fach Werken ignorierte ich. Für den Sportunterricht hatte ich ohnehin eine Notenbefreiung, aufgrund meines Asthmas.

Schule war für mich immer mit Stress verbunden. Ich wusste, dass mich andere Schüler nicht mochten.
Durch meine Angst, die ich natürlich nicht zugeben konnte, reagierte ich häufig unkontrolliert bockig. Ich erklärte das ganze Schulsystem für schwachsinnig, wenn ich eine Aufgabe erfüllen sollte, die für mich in dem Moment unlösbar erschien. Ich entgegnete auch den Lehrern: „Warum muss ich den Scheiß basteln? Das braucht kein Mensch, das wird hinterher sowieso weggeschmissen. Totale Verschwendung.“ Ich fand Rechtfertigungen dafür, dass ich nicht in der Lage war, beispielsweise eine Figur aus Ton zu formen. Vor allem wusste

ich, dass die anderen Schüler darüber lachten. Warum sollte ich mir das antun? Wenn ich etwas machte, musste es perfekt sein. Manchmal konnte ich Aufgaben aber auch einfach nicht erfüllen, weil ich mit mir beschäftigt war. Fragen wie: *Was denken die anderen jetzt von mir? Werden sie mich heute wieder auslachen? Eigentlich weiß ich ja, dass sie mich nicht leiden können. Die beachten mich in der Pause doch eh wieder nicht und wenn ich hingehe, sagen sie ich soll weggehen. Ich kann mich auch manchmal nicht leiden, weil ich so kompliziert bin. Was ist, wenn ich die eine Aufgabe nicht rechnen kann? Das würde mir die ganze Note versauen. Ich habe mich dann umsonst angestrengt. Ich kann im Sportunterricht nicht alles mitmachen. Die lachen alle wieder über meine Ungeschicklichkeit. Ich kann nicht so schnell schreiben wie die anderen, nicht so gut malen.*

Dass ich in Heimat-und Sachkunde und in Mathematik eigentlich besser war als meine Mitschüler, sah ich nicht. Ich sah nur, was ich nicht konnte. Ständig kam ich an meine Grenzen und dafür wurde ich noch ausgelacht, das war schlimm für mich. Ich gab mir doch so viel Mühe, ich wollte ja alles so machen wie die anderen, so sein wie sie, aber ich wusste nicht wie. Für mich war das an manchen Tagen so anstrengend, dass ich nach Hause kam und weinte. Nach außen tat ich so, als würde mir das überhaupt nichts ausmachen. Ich versuchte die anderen zu ignorieren und sagte, dass ich keinen Freund brauche. Aber das stimmte ja nicht. Ich kam immer wieder an denselben Punkt. Ich möchte so sein wie die anderen - unkompliziert.

Dritter Anlauf eine Diagnose für mein Verhalten zu erhalten

Gleich in der Nähe wurde eine psychologische Tagesklinik eröffnet. Unsere Kinderärztin legte meiner Mama ans Herz, dort einen Termin zu machen, vielleicht hätten wir dort mehr Glück und man könnte mir dort helfen.
Widererwartens willigte meine Mama ein und wir gingen gemeinsam dort hin. Wir hatten auch einige Termine. Die Psychologen versuchten mit mir zu reden, zu spielen oder Tests zu machen, und erklärten meiner Mutti nach ein paar Stunden, dass ich in der Tagesklinik bleiben muss. Heißt, dass ich früh acht Uhr hinkommen soll und nach 16.00 Uhr könnte mich meine Mutti wieder abholen. Für die Zeit hätte ich auch Strattera bekommen. Keine Chance! Für meine Mutti war auch dieses Kapitel abgehakt. Die Therapeuten hatten auch nach der Zeit, die wir dort waren noch keine Diagnose. Sie tippten auch auf ADHS. Damit konnte meine Mutti so überhaupt nicht umgehen. Sie kann bis heute nicht verstehen, wie man einem Kind Strattera, oder im Allgemeinen ein Medikament zur Konzentration geben kann, wenn nicht hundertprozentig feststeht, dass dies auch notwendig ist. Die Nebenwirkungen bei solchen Medikamenten sind so schwerwiegend, dass man damit sehr verantwortungsvoll umgehen sollte. Wie sich im Nachhinein herausgestellt hat, war es ja bei mir auch nicht erforderlich.

Hätte gut gehen können

Mama suchte in der ersten Klasse das Gespräch mit dem Direktor, da es möglich war, eine Klasse zu überspringen. Er erlaubte mir, für eine Woche, eine dritte Klasse zu besuchen und am Unterricht teilzunehmen. Den Unterrichtsstoff schaffte ich in Mathematik sowie Heimat- und Sachkunde problemlos. In Deutsch kam ich nicht hinterher, da ich nicht so schnell schreiben konnte und auch nicht antwortete. Rechtschreibung und Grammatik sind ok, dafür gibt es Regeln. Gedichte lernen auch kein Problem, aber wenn mich jemand fragt, was der Dichter damit gemeint hat, bin ich raus. Ich wunderte mich ständig über solche Fragen. *Woher soll ich das wissen? Ich nehme alles so, wie es gesagt wird oder in dem Fall geschrieben steht. Vielleicht hat der Dichter das auch genau so gemeint, wie er es geschrieben hat.* Kunst, auch so ein Fach, für das man ein Faible haben muss. Dann kommt eine Lehrerin und fragt: „Was wollte der Maler damit ausdrücken?“ *Keine Ahnung?! Woher soll ich das wissen? Ich kenne den nicht.* Fächer, in denen ich viel reden musste, mit denen war ich sowieso nicht kompatibel. Englisch war nicht besser, da musste ich auch reden. Ich mag Fakten. Mathematik war toll.
Der Direktor riet meiner Mama, mich in der Schuleingangsphase zu lassen, da ich doch in einigen Fächern Probleme hätte und auch mit den Schülern nicht klarkäme. Die soziale Intelligenz fehlte mir ja vollkommen.

Zweite Klasse - zweites Schuljahr

In der zweiten Klasse wechselte meine Mathematiklehrerin und Erstklässler kamen hinzu. Das war natürlich eine Katastrophe für mich. Die Lehrerin, die ich im Anschluss bekam, war, in meinen Augen, kein bisschen emotional. Jedenfalls fand sie zu mir keinen Draht. Ich hatte das Gefühl, es interessierte sie nicht, wie es mir geht und sie überging meine Anliegen einfach. Mathematik wurde sehr schwierig für mich. Ich verstand nichts mehr, hörte nicht mehr zu, da ich ja sowieso nichts richtig machte in ihren Augen. Meine Mutti hatte leider auch keine Chance, ihr mein Anderssein nahezubringen.

Außerdem konnte ich mit dem neuen Unterrichtskonzept überhaupt nichts anfangen. Die Erstklässler störten mich, es waren zu viele Schüler. Hinzu kam, dass ich keine Ruhe mehr hatte. Die eine Lehrerin redete mit uns, den Zweitklässlern, und die andere versuchte den neuen Schülern etwas beizubringen. Ich konnte mich nicht mehr konzentrieren und machte es mir wahrscheinlich zur Aufgabe, mich um andere Kinder zu kümmern. Natürlich wollten die das nicht, denn ich bevormundete sie ja ständig. Erklärte ihnen, was sie anders machen sollten. Es regte mich einfach nur auf, dass ständig Schüler durch den Klassenraum liefen und sich Unterrichtsmaterialien aus ihren Fächern holten. Ich meine, ich musste das auch machen, aber schön war das nicht. Klar leise, aber trotzdem störte es. Eine Gruppe musste schriftliche Arbeiten ausführen, und holten sich immerzu andere Aufgabenblätter oder die Lehrer schrieben etwas an die Tafel. Chaos. Die ganze Zeit schimpfte ich vor mich hin. Ich erklärte das natürlich auch den Lehrern. „Wie kann man so ein blödes Konzept entwerfen? Wie soll man bei dem Durcheinander lernen? Die Leute, die sowas entwerfen, sind doch völlig unfähig und haben keine Ahnung von Bildung." Manchmal war ich schon krass drauf. Nach der Schule war ich fix und fertig. Meine Struktur war weg.

Ich fand aber einen Freund - Jonathan. Er war auch etwas anders und schimpfte ebenfalls über das Gewusel in der Klasse. Er hätte ebenfalls gern Ruhe gehabt zum Lernen. Zwar war er etwas aufgeschlossener als ich, aber er kam gut mit mir klar. Allerdings beschränkte sich unsere Freundschaft nur auf die Schulzeit.

Unsere Psychologin

Anfang der zweiten Klasse, war es dann endlich soweit. Wir hatten einen Termin bei einer Kinder- und Jugendpsychiaterin, Familientherapeutin und Psychotherapeutin. Der erste Eindruck ist bekanntlich sehr ausschlaggebend und bei mir ganz besonders. Die Psychologin begrüßte uns und ihr Lächeln, ihre Ausstrahlung und ihre freundliche Art machten sie sofort sympathisch. Ich mochte sie und ich begrüßte sie ebenfalls. Meine Mama war so überhaupt nicht unfreundlich. Sie lächelte auch gleich und ohne darüber nachzudenken, erzählten wir gleich darauf los. Wir fühlten uns wohl bei ihr und vertrauten ihr sofort. Ich erzählte ihr gleich am ersten Tag, was mich bedrückt.
Inzwischen sind wir knapp 13 Jahre bei ihr in Behandlung und haben den Schritt nie bereut. Meine Mama ist heute noch überglücklich, dass ich sofort einen Bezug zu ihr fand. Sie ist herzlich, mitfühlend, zwar auch bestimmend, aber auf eine Art, die uns nie das Gefühl gab, „du musst". Sie lenkte uns so, dass wir selbst neue Wege gehen wollten. Uns als Familie gab sie Ratschläge, wie wir miteinander umgehen können. Ohne sie wäre ich nicht da, wo ich heute bin. Für unsere Familie war diese Psychologin ein Glückstreffer.

Je nach Alltagsproblematik fuhr ich mit meiner Mutti allein oder mit meinen Geschwistern zu ihr. Meine Mutti versuchte sich alle gravierenden Ereignisse zu merken und jeder hatte die Möglichkeit, seine Sicht auf die verschiedenen Situationen darzulegen. Sie suchte mit uns gemeinsam nach Lösungen, jeder nach seinem Ermessen und so, wie er es sich zutraut. Und genau der Freiraum gab mir den Ansporn, Dinge zu probieren, die sie mir vorschlug. Ich hatte keinen Druck. Sie sagt noch heute zu mir: „Wenn du soweit bist und das willst, schaffst du das, was du dir vorgenommen hast. Lass dich nicht von anderen unter Druck setzen.“ Das war und ist das Schöne an unserer Therapeutin, sie baute mich immer wieder auf und gab meiner Mutti Kraft, die Zeit zu überstehen, denn sie war häufig am Limit ihrer Kräfte. Wir hatten ja immer irgendwelche Probleme. Meine Schwester lebte in ihrer eigenen pubertären Welt und mein Bruder und ich stritten jeden Tag. Zu meinem Anderssein kamen ja noch die ganz normalen Alltagsprobleme, die so jeder kennt, hinzu.

Zurück zum Schulalltag, den musste ich ja auch irgendwie bewältigen.

Das größte Problem war, dass wir, mein damaliger Freund Jonathan und ich, uns nicht in das Klassenkollektiv einfügen konnten und keine Anweisungen, beziehungsweise Aufgaben, ordnungsgemäß ausführten. Wir ließen uns ablenken oder beschäftigten uns mit uns selber. In der zweiten Klasse begann ich auch Geräusche im Unterricht zu machen. Für mich war das Stressabbau. Mir selbst wurde das allerdings nie so bewusst. Ich sortierte auch während des Unterrichts meine Stifte und legte alles, nach meinem Ordnungsprinzip, auf den Tisch. Und wehe mir brachte jemand meine Ordnung durcheinander. Ich wurde dann richtig böse und schrie rum. Erklärte wieder allen anderen Kindern, wie dumm sie sind und sagte ihnen, dass ich mit ihnen nichts zu tun haben möchte. Jonathan beschütze mich auch manchmal. Er war viel kräftiger als ich und hatte sich auch schon Respekt in der Klasse verschafft.

Ich machte einfach nicht mit und ich wiederholte noch immer keine Aufgaben, die ich schon konnte. Meine Eltern entschieden, dass ich noch ein Jahr in der Schuleingangsphase bleibe und somit Zeit bekomme, mich in das Klassenkollektiv einzufügen und sozialen Umgang erlernen kann. Sie wussten zu dem Zeitpunkt schon, dass es bald familiäre Veränderungen geben wird und ich selbige sicher nicht so schnell verarbeiten werde. Die Eltern meines Schulfreundes trafen die gleiche Entscheidung, zwar aus anderen Gründen, aber so war keiner von uns allein.
Dadurch, dass ich mit fünf Jahren eingeschult wurde, fiel das auch überhaupt nicht auf.

Trennung meiner Eltern, Umzug, mein Bruder wurde sehr krank - Katastrophen für die ganze Familie

Ich musste vieles verarbeiten und aufarbeiten. Wir hatten noch keine genaue Diagnose für mein Krankheitsbild, sodass die Lehrer auch nicht so richtig wussten, wie sie mit mir umgehen sollten. Unsere Psychologin sagte, ich hätte autistische Züge, doch genau wollte sie sich, nach der kurzen Zeit, noch nicht festlegen.
Den Verlust meiner Oma musste ich auch aufarbeiten. Darüber habe ich ja bereits geschrieben. Sie fehlte mir sehr. Ich wurde auch immer an sie erinnert, wenn wir bei Opa Leo und Onkel waren. Wenn ich so allein durch den Garten ging, träumte ich, von der schönen Zeit, die ich mit Omi erlebt hatte. Meine Eltern trennten sich kurz vor Schuljahresende der zweiten Klasse und mein Bruder wurde schwer krank. Alles auf einmal. Ich war völlig fertig.
So gesehen, war es die richtige Entscheidung, die Schuleingangsphase um ein Jahr zu verlängern. Ich musste mich nicht ganz so sehr auf die Schule, besser gesagt auf den Unterrichtsstoff, konzentrieren, das kannte ich ja alles schon. Wir hatten regelmäßig und engmaschig Termine bei unserer Psychologin. Dennoch, es dauerte seine Zeit, bis ich alle Probleme so einigermaßen zuordnen konnte. Aber alle gaben mir Zeit mich zu sortieren.

Das Jahr war sehr emotionsgeladen.
Eigentlich verstanden sich meine Eltern schon die letzten zwei Jahre nicht mehr so wirklich. Kurz nach meiner Einschulung gingen sie sich, soweit es ihnen möglich war, aus dem Weg. Meine Geschwister und ich bekamen schon mit, dass es zwischen den beiden immer wieder Streit gab, aber als Kind möchte man ja nicht, dass sich die Eltern trennen. Wir ignorierten das.
Ach, das habe ich ja ganz vergessen zu erwähnen: Mein Papa

ist nicht der leibliche Vater meiner Geschwister. Diesbezüglich gab es aber nie Probleme. Meine Geschwister und ich wussten das und sie verstanden und verstehen sich noch heute, sehr gut mit meinem Papa. Weder meine Oma Christel, noch Opa Leo oder mein Onkel machten einen Unterschied zwischen uns Kindern.

Eines Nachmittags erklärte mir Mama, dass wir umziehen und Papa dann wieder in seinem Heimatort wohnt. Sie erklärte mir, dass sie sich von Papa trennt ...
Für mich brach eine Welt zusammen. Ich hatte nur noch Angst. *Ich sehe meinen Papa nicht mehr und ich kann nicht mehr zu Opa Leo und meinen Onkel.* Ich weinte und meine Mutti konnte erstmal nicht mit mir reden. Sie ließ mir Zeit. Zwar sagte sie mir immer wieder zwischendurch, dass ich keine Angst haben bräuchte und ich immer, zu jeder Zeit, meinen Papa und alle anderen sehen könnte. Das kam aber bei mir nicht an.

Mit Sicherheit hat jedes Kind damit ein Problem. Bei mir kam aber noch dieses „Schwarz-Weiß-Denken" hinzu. Es gab nur zwei Möglichkeiten in meinem Kopf: Entweder Papa wohnt bei uns oder ich sehe Papa nie wieder. Eine andere Lösung gab es für mich in dem Moment nicht. Ich hatte unbeschreibliche Angst. Es ist ja auch nicht so, dass Mama sagte: „Hey, morgen ziehen wir um." Sie sagte uns zwei Monate vorher Bescheid und so lange blieb mein Papi auch bei uns. Trotzdem verfiel ich in Panik. Das Thema Trennung und Umzug besprachen wir täglich. Ich brauchte ja auch Zeit, meine Utensilien aus meinem Zimmer in Kartons zu verpacken, auch das war nicht so einfach zu bewältigen. Kein anderer durfte meine Ordnung durcheinanderbringen. In mir brach dann Chaos aus und in meinem Kopf war nur noch ein Gedanke: „Ich finde nichts mehr wieder." Man hätte denken können, ich habe zu jedem einzelnen Gegenstand einen persönlichen Bezug. Für mich hätte jeder Tag gleichablaufen können und es hätte nie etwas kaputt gehen dürfen.

Wir schauten uns gemeinsam die neue Wohnung an und wie ich so bin, fand ich natürlich alles doof. Ich wollte nicht aus meiner gewohnten Umgebung weg. Apropos gewohnte Umgebung - es änderte sich lediglich die Wohnung, das Umfeld blieb, denn wir zogen nur zwei Straßen weiter. Unsere Mama war begeistert von der Wohnung, ebenso, wie meine Geschwister. Mama braucht es warm, also viel Sonne und Licht. Und die Wohnung war sehr hell - Sonne von mittags, bis zum Untergehen. Selbsterklärend, ich war noch immer gegen alles. An allem hatte ich etwas auszusetzen. Ich wollte ja nicht umziehen. Mein Gedanke war, wenn wir nicht umziehen, bleibt auch mein Papa bei uns. Mama erklärte mir, zum gefühlten hundertsten Mal, dass Papa auch nicht mehr bei uns wohnen würde, wenn wir nicht umziehen. Er würde definitiv ausziehen. Und sie erklärte mir auch immer wieder, dass ich meinen Papa jederzeit sehen kann.
Wir besprachen die Situation gemeinsam mit unserer Psychologin. Mama suchte ihre Hilfe, da sie nicht mehr wusste, wie sie mir die Angst nehmen kann. Nicht das der Umzug schon genug Chaos für mich bedeutete. Nein, mein Bruder wurde schwer krank. Er brauchte sehr viel Zuwendung von unserer Mama und musste oft ins Krankenhaus. Ich lief nur noch durch unsere „alte" Wohnung und schimpfte, weil ich völlig überfordert war. Die Welt drohte unterzugehen. *Bei Oma war das schon so. Sie war krank und musste ins Krankenhaus und dann kam sie nicht mehr nach Hause.* Ich hatte Angst, dass mein Bruder dann auch nicht wieder kommt. Die Psychologin und Mama versuchten, mit Ruhe und Geduld, mir die Unterschiede der Krankheit zu erklären, und dass Tobias irgendwann wieder gesund wird. Ich kann bestimmte Vorkommnisse nicht aus meinen Gedanken streichen und so vergleiche ich alles miteinander. Differenzieren ist ja nicht so

mein Ding.

Meine Mutti ist bald wahnsinnig geworden mit mir. Ich räumte weder meine persönlichen Dinge in Kartons, noch durfte sie das. In solchen Stresssituationen hat man keine Zeit stundenlange Diskussionen zu führen. Ohne Erklärung oder endlosen Debatten, war bei mir aber kein Verstehen. Irgendwie musste alles fertig werden und Mama packte kurzerhand meinen Krimskrams zusammen und los ging es. Ich schrie wie am Spieß. Die nächsten Tage waren für alle der Horror. Umzugsstress, mein Bruder war nicht belastbar (er blieb in der Zeit bei Oma Elke) und mein Papa packte seine Sachen und zog weg. Ja, und dann ich mit meinem Chaos im Kopf, mit meiner Angst und Panik. Ständig wiederholten sich meine Gedanken und es war absolut keine andere Denkweise möglich. Mama wusste, dass mir alles zu viel war, aber manche Situationen muss man eben durchstehen. Sie versprach mir, nach dem Umzug mehr Zeit für mich zu haben und das sich meine Angst, dass ich Papa nicht mehr sehen kann, bald legen wird.
Super, nichts legt sich und nichts wird besser. Meine Mama hat gut reden.

Wir wohnten mittlerweile in der neuen Wohnung. Meinen Geschwistern und Mama ging es gut. Vor allem erholte sich Mama von dem ganzen Stress und sie fühlte sich gut - so allein, ohne Papa. Es vergingen ungefähr zwei Wochen, bis ich gewillt war, meine persönlichen Utensilien in mein neues Zimmer einzuräumen. Tobi und Josy hatten sich schon eingerichtet. Tobi fühlte sich besser, er wurde medikamentös eingestellt und musste vorerst nicht in die Klinik. Ich hatte ein Problem weniger. Da blieben aber noch die anderen beiden akuten Probleme: die neue Wohnung und mein Papa war nicht mehr jeden Tag da. Mama hatte jedoch wieder mehr Zeit für mich und redete viel mit mir. Wir sind sehr oft zu unserer

Psychologin gefahren. Mutti machte sich Sorgen, denn sie hatte Bedenken, dass diese Vorfälle meine Therapie gefährden könnten.

Meine Alltagsprobleme lösten sich ja auch nicht in Wohlgefallen auf. Für mich war der ganz normale Alltag schon eine Herausforderung. Bei mir löste sich nie irgendetwas von allein. Ich musste mich an die neue familiäre Konstellation erst gewöhnen - Mama, Tobi, Josy und ich. An die Wohnung hatte ich mich nach und nach gewöhnt, so schlecht war es dort gar nicht. Mutti machte es mir auch so angenehm wie möglich. Meine Schlafgewohnheiten brauchte ich, Gott sei Dank, nicht zu ändern. Wir, Tobi und ich, schliefen noch immer bei unserer Glucken-Mama im Bett. Bedingt durch Tobis Krankheit und meine Asthmaanfälle, war es für Mutti auch einfacher, denn sie hörte sofort, wenn es uns schlecht ging. Wir sind schon eine gewöhnungsbedürftige Familie.

Besuche bei meinem Papi

Ich merkte sehr schnell, dass mein Papi nicht aus meinem Leben verschwindet, nur weil er nicht mehr bei uns wohnt.

Meine Eltern trafen keine feste Regelung, was das Umgangsrecht anbetraf. Wann immer ich zu meinem Papa wollte, konnte ich zu ihm. Entweder hat mich meine Mama zu ihm gefahren oder er hat mich abgeholt. Ich konnte auch jederzeit mit meinem Papi telefonieren. Mama und ich konnten inzwischen über die Trennung reden. Wir haben überlegt, wie viel Zeit ich mit meinem Papa verbracht habe, als er noch bei uns gewohnt hat. Klar, manche Tage hatte ich ihn ja gar nicht gesehen. Er ging, als wir noch schliefen und er kam sehr oft erst nach Hause, wenn wir schon schliefen. Auch

an den Wochenenden stand er fast immer in der Werkstatt und arbeitete. Mama erklärte mir dann, dass mein Papi jetzt viel mehr Zeit für mich hat und da hatte sie auch recht, das hatte ich verstanden. Ich war, gerade an den Wochenenden, zwei Tage ganz allein mit meinem Papi. Selbstverständlich sah ich auch meinen Opa und Onkel. Papa und ich fuhren ins Spaßbad oder unternahmen das, was uns gefiel. Sogar in den Urlaub sind wir allein gefahren. Ich gewöhnte mich an die neue Situation ziemlich schnell und fand das sogar sehr schön. So viel hatte sich nicht geändert. Zum Glück, denn damit hätte ich auch nicht umgehen können. Meine Eltern telefonierten miteinander, denn Papa wurde in alle Entscheidungen einbezogen. Mein Papi arbeitete auch nie gegen meine Mama oder umgekehrt - ihre Probleme klärten sie nicht über mich. Was die Erziehung anbetraf, liefen sie auch konform.
Er behandelte mich weiterhin so wie immer und ich bekam auch keine zusätzlichen Geschenke. Außerdem hasst es meine Mama, wenn getrenntlebende Eltern, ihre Befindlichkeiten auf dem „Rücken" der Kinder austragen. Wenn Kinder dafür benutzt werden, um dem anderen Elternteil Stress zu machen. So nach dem Motto - „Du bist dafür, ich bin dagegen!"

Zweite Klasse - drittes Schuljahr

Da hätten wir noch das leidige Thema Schule. Ich blieb, zusammen mit Jonathan, in der Schuleingangsphase. Und wie sollte es anders sein, es kamen wieder ungefähr zehn Erstklässler in unsere Klasse. Das Gewusel wurde nicht besser. Wenigstens brauchte ich mich nicht mehr so sehr auf den Unterrichtsstoff konzentrieren, denn das konnte ich ja alles schon. Die Mitschüler wollten nichts mit mir zu tun haben und ich nichts mit ihnen. Daran hatte sich nichts geändert, und wenn sie mich nicht immer geärgert hätten, wäre auch alles viel einfacher gewesen. Zu der Zeit fühlte ich mich wohler, wenn ich allein war. Ich wollte auch zu Hause nur allein spielen. Es war mir viel zu anstrengend mich mit meinem sozialen Umfeld auseinanderzusetzen. Jeden Tag aufs Neue, musste ich überlegen, was die anderen von mir wollten. Und wenn ich mal auf eine Situation reagierte, war es falsch. Darauf hatte ich überhaupt keine Lust.

Kommunion

Und da war noch ein Ereignis, welches mich total nervte und ich so überhaupt nicht verstanden habe, warum ich das machen sollte. Meine ganze Familie ist römisch-katholisch und wie sollte es anders sein, wurden meine Geschwister und ich auch getauft. Allerdings überließ unsere Mama uns die Entscheidung, ob wir den Religionsunterricht besuchen wollten oder nicht. Und nein, weder mein Bruder, noch ich wollten das. Meine Schwester fühlte sich wohl in der Gemeinde und ging auch regelmäßig in Religion. Sie empfing, im Alter von neun Jahren, die erste heilige Kommunion und wurde mit 15 gefirmt. Im Speziellen meine Oma war der Meinung, dass es besser sei, wenn die Jungs jetzt doch auch die Kommunion erhielten. Der Stress auch noch. Mama wusste genau, was auf sie zukam. Oma wollte, dass wir zur Kommunion gehen, aber wir wollten nicht. Mama hatte schon lange ihren eigenen Glauben an Gott gefunden und der ging keinesfalls mit dem konform, was in der Kirche vermittelt wird.

Unsere Mama konnte sich bei ihrer Mutti allerdings nicht so richtig durchsetzen. Meistens machte sie, was ihr gesagt wurde. Warum auch immer. Das haben wir bisher alle noch nicht herausgefunden. Noch heute ist sie diesbezüglich etwas seltsam. Aber wie schon erwähnt, in ihrer Gefühlswelt ist vieles durcheinander. Sie liebt ihre Eltern sehr und wahrscheinlich traut sie sich deshalb so selten, zu widersprechen. Naja, das ist auch eine andere Generation.

Jedenfalls hatte Mama uns gebeten, unserer Oma den Wunsch zu erfüllen und zur Kommunion zu gehen. Wir ließen uns überreden. Vor der Zeremonie mussten wir allerdings den Kommunionsunterricht besuchen.

Da hatte Mama uns was eingebrockt. Ich hatte mit der Kirche so gar nichts am Hut. Mein Bruder zwar auch nicht, aber er blieb ruhig und ließ das alles über sich ergehen. Und es kam, wie es kommen musste. Gleich in der ersten Stunde zeigte ich mich von meiner besten Seite. Normalerweise war ich zurückhaltend und redete nicht mit fremden Personen, aber hier konnte ich nicht anders. Die Religionslehrerin hielt uns einen Vortrag über die Entstehung des Regenbogens. Sie wollte uns tatsächlich erklären, dass Gott den Regenbogen erschaffen hat und er auch bestimmt, wann ein Regenbogen erscheint. Hilfe!? Das konnte ich mir einfach nicht anhören. Am Ende ihrer Ausführungen sagte ich zu ihr: „Den Scheiß, den sie da erzählt haben, glauben sie doch selber nicht. Oder?“ Mein Bruder versuchte sofort mich zu beruhigen, klappte aber nicht. Wir gingen mit hängenden Köpfen nach Hause und erzählten Mama, was passiert ist. Was sollte sie in der Situation machen? Wie sollte sie sich verhalten? Mit mir schimpfen oder sagen: „Das sehe ich auch so!“ Sie brauchte nicht lange darüber nachzudenken, die Entscheidung wurde ihr abgenommen. Das Telefon klingelte und Mama bekam eine Standpauke von der Religionslehrerin gehalten. Wie unerzogen ich doch sei und das ich keine Ahnung hätte. Solche Kommentare würden mir nicht zustehen und so weiter.

Wie es sich gehörte, entschuldigte sich Mama für mein Verhalten und versprach, dass es nicht noch einmal vorkommen würde. *Puh, noch mal Glück gehabt.* Mama erklärte mir, dass ich meine Meinung für mich behalten sollte. Später stimmte sie mir natürlich zu. Nur die Art und Weise, wie ich es gesagt hatte, war nicht zielführend. Ich war mir doch aber sicher, dass nicht Gott bestimmt wann ein Regenbogen am Himmel zu sehen ist. Warum durfte ich das nicht sagen? Ich konnte das absolut nicht verstehen.

Sie musste schon häufiger über mich schmunzeln, wenn ich sie in meiner verwirrten Art und dem fragenden Gesichtsausdruck ansah und ihr solche Fragen stellte. Sie hätte mir so gern recht gegeben, doch sie wollte, dass ich es mal nicht so schwer habe wie sie. In solchen Situationen wusste meine Mama wieder, dass noch sehr viel Arbeit vor uns lag, bis ich weiß, wie ich mich richtig verhalten kann. Mama fällt es noch heute schwer nicht das auszusprechen, was sie gerade denkt. Häufig ist sie auch brutal ehrlich und hinterher tut es ihr leid, wenn sie andere mit ihrer Art verletzt hat, denn das ist das Letzte, was sie möchte. Eigentlich möchte sie andere nur vor Fehlern bewahren. Doch wenn sie Angst hat, völlig überfordert ist und panisch wird, kann sie ihre Wortwahl nicht mehr kontrollieren und auch nicht zielführend erklären.

Meine Mama versuchte mir beizubringen, dass man ehrlich sein kann, aber einen Weg finden sollte, seine Meinung so zu äußern, dass man andere Menschen nicht verletzt. *Witzig.*

Wenn ich wüsste, woran ich erkennen kann, wann jemand verletzt ist und wie ich mich anders ausdrücken kann, würde ich das ja machen.
Prinzipiell konnte ich lernen mit bestimmten Situationen besser umzugehen, aber nur, wenn ich im Nachhinein erklärt bekam, wie ich es hätte anders machen können und mir erklärt wurde, warum sich mein Gegenüber nicht gut gefühlt hat. Meistens sagte ich ja einfach nur die Wahrheit. Mama ging die Situation noch mal mit mir durch. Der Religionslehrerin hätte ich sagen können: „So, wie sie das erklären, habe ich das aber nicht gelernt." Ich hätte ihr zum Beispiel erklären können, wie ein Regenbogen entsteht. Begriffen hatte ich das nicht, aber ich wollte lernen manchmal zu schweigen. Mama meinte, da ich ja jetzt mit Tobi zusammen Unterricht habe, wäre es die Gelegenheit, ihn zu beobachten und zu fragen, wenn ich mal wieder nicht weiter weiß. *Super Idee. Wann nochmal genau kann ich reden und wann muss ich Tobi fragen?* Wie so oft, zog ich es vor zu schweigen. Das war mir alles viel zu kompliziert.

Den Unterricht haben Tobi und ich irgendwie überstanden und der Tag der Kommunion war gekommen. Falls es jemanden interessiert: Sie findet immer am Weißen Sonntag (Sonntag in weißen Gewändern) statt - eine Woche nach Ostern.
Auf jeden Fall erklärte ich gleich nach dem Aufstehen, dass ich nicht zu der Feier gehen werde. Unsere bekannten Diskussionen begannen. Natürlich wusste Mama, dass ich Angst hatte vor den vielen Menschen in der Kirche und dann sollte ich auch noch mit den anderen Kindern vor den Altar treten, denn der Bischof war da, um die Zeremonie abzuhalten. Panik ohne Ende. Genau aus dem Grund konnte ich mich auf keinerlei Aktivitäten freuen. Mama redete, wie schon so oft, mit einer Engelsgeduld auf mich ein. Josy war so lieb und kümmerte sich um meinen Bruder, Mama war ja mit mir beschäftigt. Wenn Mama dann so nebenbei erwähnte, dass sie selbst Angst hat, aber trotzdem mitkommt, war das

für mich ein wenig beruhigend, denn ich war nicht der Einzige mit Panikattacken. Sie musste mir detailliert, zum x-ten Mal klarmachen, wie der Ablauf sein wird. Jedes kleine Detail durchgeplant, ließ ich mich überreden mit in die Kirche zu gehen. Die Kinder, die an dem Tag die heilige Kommunion bekamen, sollten in der ersten Reihe sitzen und die Eltern mit Angehörigen, in den Reihen dahinter. Mama ließ mir die Freiheit, bei ihr sitzen zu dürfen, und sie sagte, ich könne auch jederzeit rausgehen. Ich solle ihr ein Zeichen geben, dann würde sie zu mir kommen oder mit mir rausgehen. Da ich sie kannte, wusste ich, dass sie das durchzog. Ob das den anderen passt oder nicht. In dem Moment war ihr alles egal. Wir, meine Geschwister und ich, sind für sie das Wichtigste auf der Welt und nicht die anderen. Für sie waren und sind wir etwas Besonderes. Mit dem Wissen und der Sicherheit, mich jederzeit auf meine Mama verlassen zu können, verlief die Kommunion ohne Zwischenfälle. Allerdings hatte ich mit meiner Mama Blickkontakt und sie schenkte mir immer ein Lächeln. Dieses Lächeln - mein Schatz, du schaffst das ... Mama wusste, wenn ich die Wahl habe, mich hinzusetzen zu können wo ich möchte oder auch gehen zu können, setze ich mich nicht unter Druck und stehe die Feier durch.

Passt zwar nicht zu der Feier, aber ich muss das doch mal erklären.
Vielleicht klingt es manchmal so, als würde sich meine Mama ausschließlich um mich kümmern. Unsere Mama. Das stimmt aber überhaupt nicht. Sie nahm sich auch immer Zeit für meine Geschwister und sie versuchte uns zu gemeinsamen Aktivitäten zu animieren. Vor allem an den Wochenenden, an denen ich bei Papa war, hatte Mama Zeit für Tobi. Josy war mit ihrem Abi beschäftigt und sie zog danach auch gleich weg. Wir sahen sie nur noch an den Wochenenden.

Die Feier selbst war, wie üblich, für meine Geschwister viel schöner als für mich. Sie hatten Spaß. Die Konstellation der Gäste war auch etwas außergewöhnlich. Wie auch immer Mama das geschafft hat, aber zu unserer Kommunion war mein Papa anwesend, ebenso wie Opa Leo, mein Onkel mit Familie und die Schwester meiner Oma mit Mann. Tobis Familie väterlicherseits war auch eingeladen. Heißt, der Vater kam mit seiner Frau, die Großeltern von Tobi und eine Tante mit Mann. Natürlich Oma Elke und Opa Toni. Unsere Taufpaten kamen selbstverständlich auch, beide gehören zur Familie mütterlicherseits. Zur Krönung lud meine Mama noch ihre Halbgeschwister ein. Eine sehr gewagte Mischung, aber meine Mama klärte im Vorfeld, dass über die Gästeliste nicht diskutiert wird, da es eine Feier für uns ist und das ja wohl alle den einen Tag gemeinsam überleben werden. Erstaunlicherweise ging das gut. Der Tag war für die anderen richtig schön. Für mich war das Beste an der Feier, dass meine Schwester ihren kleinen Hundewelpen mitbrachte, so hatte ich eine Beschäftigung gefunden. Tiere sind sowieso die besten Freunde und somit auch Therapeuten, finde ich. Wie immer nach solchen Feierlichkeiten oder im Allgemeinen bei Menschenansammlungen, ging es mir am Abend schlecht. Ich hatte Bauchschmerzen und musste mich übergeben. Zu viel Aufregung und Stress. Aber wir hatten wieder eine Hürde überstanden. Meine Mama war stolz auf mich, weil ich die ganze Zeremonie durchgehalten habe. Zwar mit viel nörgeln und vor mich hin brabbeln, aber ich hielt durch. Sie lobte mich für das, was ich geschafft habe. Sie schimpfe nicht über das, was ich noch nicht so gut hinbekommen habe. Ich habe mich dann auch ein bisschen gefreut, dass ich den Tag, ohne große Zwischenfälle, überstanden habe. Kein Ausrasten und kein Schreien.

Dritte Klasse - Meine Psychologin und ihre Stofftiere

Ich hatte nun die drei Jahre in der Schuleingangsphase überstanden. Die Ferien begannen und Mama bereitete mich schon auf die Umstellung vor, die in der dritten Klasse auf mich zukommen würde.
Kurze Erklärung dazu: Die Schüler aus den einzelnen Lerngruppen, die in die dritte Klasse kamen, wurden in drei dritte Klassen aufgeteilt. In jeder „zusammengewürfelten" Klasse waren ungefähr 24 Schüler. Das hieß, die Schüler aus meiner Lerngruppe, die mit mir in die dritte Klasse kamen, wurden mit Schülern aus einer anderen Lerngruppe zusammengelegt. Wir bekamen eine neue Klassenlehrerin, hatten fortan Frontalunterricht und keine Altersmischung mehr.

Da meine Mama schon lange wusste, dass mich die Umstellung wieder aus der Bahn werfen wird, hatten wir, schon in den Ferien, wöchentlich Termine bei unserer Psychologin. Sie versuchte mich aufzubauen. Sie erklärte mir, dass die Umstellung für mich eine Chance sein kann.
Ich erwiderte: „Das wird aber nicht einfach für mich. Ich kenne die anderen Schüler nicht und ich will die auch nicht kennenlernen. Die können mich doch sowieso nicht leiden. Warum finden die mich alle komisch? Keiner will mein Freund sein, nur Jonathan. Wir bekommen auch eine ganz neue Lehrerin, die war noch nie an unserer Schule. Die kennt uns auch nicht. Und ich weiß doch noch gar nicht, was ich alles lernen muss. Wir haben auch ein neues Unterrichtsfach, Französisch, und das kann ich doch gar nicht. Ich werde das alles nicht schaffen. Was soll ich machen, wenn ich das nicht kann. Die Lehrerin kann mich bestimmt auch nicht leiden. Ich will wieder zu meiner alten Klassenlehrerin und ich will nicht in eine andere Klasse."
Ich musste ihr immer gleich all meine Probleme auf einmal

erzählen.
Meine Psychologin erläuterte Sachverhalte gern anhand von Tieren. Ein Paradies für jedes Kind. Sie hat unendlich viele Plüschtiere in verschiedenen Größen und Farben. Von einer Spinne, über Mäuse, Hasen, Hunde in allen Größen, Tiger, bis hin zu rosa, und natürlich auch grauen, Elefanten und vielem mehr. Sie hatte fast alles in ihrem Repertoire.
Ich sollte die Tiere zuordnen, die meine Familie verkörpern, so wie ich sie sah oder wahrnahm. Ich war der Hase, meine Mama ein großer Schäferhund aus der Serie „Kommissar Rex“, mein Papa war ein Panther, Tobias der kleine Schäferhund und meine Schwester ein kleines braunes Pferd (wahrscheinlich, weil sie Pferde so liebt). Meine Familie stand immer um mich herum und mit Springseilen zog ich einen Kreis um uns. Das war die Konstellation, in der ich mich sicher fühlte.
Unsere Psychologin sah mich wieder lächelnd an und meinte: „Wenn du zu Hause, mit deiner Familie zusammen bist, fühlst du dich geborgen. Stimmt‘s?“ Ich antwortete ihr: „Immer, denn sie beschützen mich. Die kenne ich alle und die kennen mich. Zu Hause ist es am Schönsten.“
Die Psychologin bat mich nun den Kreis aufzulösen und meine Situation in der Schule darzustellen. Darüber musste ich nicht lange nachdenken. Ich holte willkürlich irgendwelche Plüschtiere, die meine Mitschüler symbolisieren sollten und stellte, beziehungsweise setzte, sie hin. Weit weg von mir.
In der Nähe der anderen Plüschtiere, also Schüler, saß die Lehrerin, als Löwe. Ich saß weit weg und allein. Irgendwie hatte ich meinen Schulfreund auch zu den anderen Kindern gestellt. Ich fühlte mich alleingelassen, denn er verstand sich mittlerweile auch mit den anderen Schüler unserer „alten“ Klasse.
Sie frug mich nach Jonathan. Ich erklärte ihr: „Er spricht doch jetzt mit den anderen Schülern und da kann er mich bestimmt nicht mehr leiden.“ Zu dem Zeitpunkt konnte ich nicht verstehen, dass Jonathan mit mir befreundet sein konnte und

mit den anderen redet. Ich hatte ja auch nur ihn als Freund und ich dachte, er kann auch nur einen Freund haben - mich. Die Psychologin versuchte, mir die Situation zu erläutern und dass man mehrere Freunde haben kann. Und nur weil man mit den Mitschülern redet, müssen das nicht immer gleich Freunde sein.
Nein, das habe ich absolut nicht verstanden. Sie merkte das und bat meine Mama, das Thema zu Hause noch mal anzuschneiden und mit mir darüber zu reden und anhand von familiären Beispielen zu zeigen.
An meiner Sichtweise, auf die neue Klassenkonstellation haben wir noch gearbeitet. Die Therapeutin nahm die Plüschtiere und stellte sie um. Die Klassenlehrerin stand bei den anderen Kindern und mich hat sie ganz nah an die anderen gestellt. Wir haben uns ein Tier für Jonathan herausgesucht und dieses neben mich „geparkt". Sie erklärte mir, dass ich Jonathan fragen könnte, ob er mir zur Seite stehen würde, und vielleicht sogar Kontakt zu den anderen Schülern herstellen könnte.
Nein, das wollte ich nicht! *Jonathan erzählt mit den anderen Schülern und bestimmt lacht er dann auch über mich. Der kann mich nicht mehr vor den anderen beschützen.*
Ich war in meiner Meinung ziemlich festgefahren. Die Psychologin besprach mit Mama, wie sie mir zu Hause, anhand von Beispielen, zeigen konnte, dass man mehrere Freunde haben kann und dass ich doch der neuen Lehrerin eine Chance geben sollte.
Der Lehrerin wollte ich eine Chance geben, aber mit Jonathan redete ich nicht. Das konnte ich nicht.

Die Schule begann und Mama kam am ersten Schultag mit in die Schule, um ein paar kurze Worte mit der neuen Lehrerin zu wechseln und einen zeitnahen Gesprächstermin zu vereinbaren. Ich legte sehr großen Wert auf die Einschätzung meiner Mama, und bevor sie ging, flüsterte sie mir ins Ohr: „Prinz, sei nett zu der Lehrerin, ich finde sie sehr sympathisch.

Du wirst sie sicher auch mögen."
OK, das beruhigte mich ein wenig.
Ich bin doch freundlich, wenn ich ehrlich bin und den anderen sage, wenn sie was falsch gemacht haben. Außerdem sage ich auch gleich, was sie machen sollen. Warum ist das nicht lieb und freundlich? Das konnte ich alles so überhaupt nicht verstehen.

Tatsächlich, die neue Lehrerin war sehr nett. Sie drängte mich nicht mit ihr zu reden. Die Schüler aus der anderen Lehrgruppe machten mir aber zu schaffen. Die waren alle ganz unfreundlich zu mir. Sie nannten mich Klugscheißer oder sie sagten einfach nur, „Verpiss dich, mit dir wollen wir nichts zu tun haben." *Warum? Was habe ich schon wieder falsch gemacht?* Ich stand in den Pausen immer allein da oder saß auf meinem Platz. Ich war froh, wenn mich die anderen Schüler in Ruhe ließen und mich nicht ärgerten. Sie machten mein Schulzeug kaputt, schmissen meine Federmappe herunter und warfen meine Stifte herum. Im Unterricht ärgerten mich die Schüler, die hinter mir saßen, indem sie am Stuhl oder an meinen Haaren zogen. Meine Mitschüler hatten eine biestige Fantasie und machten mir den Alltag zur Qual. Ich kam in den ersten Tagen wieder häufig weinend nach Hause und sagte zu Mama, dass ich nicht mehr in die Schule gehe. Es musste also etwas passieren. Das Problem konnte ich nicht allein aus der Welt schaffen. Meine Mom suchte das Gespräch mit der Lehrerin um eine Lösung zu finden. Es musste gleich etwas passieren und nicht erst in zwei Wochen. Die Lehrerin zeigte sich verständnisvoll und wollte die ganze Sache beobachten.
Bei dem Gespräch ging es auch gleich um mein Verhalten im Unterricht. Obwohl ich noch keine feststehende Diagnose hatte, geschweige einen Nachteilsausgleich, unterbreitete die Lehrerin meiner Mama gleich Möglichkeiten, mir den Unterricht zu erleichtern. Sie würde mir ermöglichen, Gedichte

und Lieder vor dem Klassenraum, mit zwei Schülern meiner Wahl, aufzusagen oder zu singen. Ebenso brauchte ich, in dem Fach Mathematik, nicht mehr an die Tafel, sondern ich sollte versuchen, die Aufgaben vom Platz aus zu lösen. Konnte ich es nicht mündlich, sollte ich die Lösung aufschreiben. In dem Fach Deutsch war das nicht so einfach. Ich brauchte zwar nicht mehr an die Tafel und vor der Klasse sprechen, aber dennoch wollte sie versuchen, dass ich von meinem Arbeitsplatz aus, mich mündlich am Unterricht beteilige. Auch hier hat sie mir aber ermöglicht, vieles aufzuschreiben und abzugeben.
Im Heimat- und Sachkundeunterricht hatte ich ja nicht so große Versagensängste. Ich hatte eine sehr gute Allgemeinbildung und ich konnte häufig, im Gegensatz zu den anderen Schülern, die Fragen sofort beantworten und konnte viel zu den einzelnen Themen erklären.
Die Lehrerin war ein Traum.
Meine Mama bedankte sich für ihr Verständnis und ich freute mich ebenfalls, denn ich war bei dem Gespräch zugegen.
Die Lehrerin war der Ansicht, man sollte solche Probleme gemeinsam besprechen und sie frug mich immer nach meiner Meinung und ob ich mit ihren Vorschlägen einverstanden bin. *Warum sind nicht alle Lehrer/innen so?* Natürlich waren wir einverstanden. Wir bedankten uns nochmals und freuten uns wirklich sehr.

Sie gab sich auch sehr viel Mühe mich in die Klasse zu integrieren, aber das klappte nicht. Ich wollte ja auch nur, dass mich die anderen Schüler nicht mehr ärgerten. Dafür baute ich jedoch wieder Kontakt zu Jonathan auf. Wir trafen uns sogar nach der Schule und spielten zusammen. Ich fühlte mich etwas sicherer in der Klasse, da er auf mich aufpasste und auch verteidigte. Es fiel mir schwer, zu verstehen, dass er auch mit den anderen Schülern redete, aber ich habe es hingenommen, weil Mama mir auch sagte, dass es nicht schlimm ist.
Selbstverständlich konnte ich meine Gedanken nicht abstellen,

vor allem nicht, wenn ich wieder überfordert war und das kam ja häufiger vor. Es reichte ja eine kleine Umstellung, eine Planänderung im Unterricht oder ein „falsches“ Wort und schon war ich durcheinander.
Meine Mama erlebte da auch eine ganz kuriose Episode mit meiner damaligen Ethiklehrerin. Ich war ein paar Tage nicht in der Schule, ich war krank. Die beiden trafen sich zufällig auf der Straße und die Lehrerin meinte gleich zu Mama: „Leo war heute nicht in der Schule. Ist er krank? Ich habe die Zuggeräusche aus der hinteren Ecke vermisst.“ Mama war verwirrt. Die Lehrerin erklärte dann, dass es schon manchmal sehr anstrengend ist, die Geräusche zu ignorieren und sich die Schüler häufig darüber aufregen. Mama war überfordert und ließ sich genau erläutern, wie ich mich im Unterricht verhalte. Die Lehrerin sagte, dass sie nur für das Fach Ethik sprechen kann und das ich während des Unterrichts eben diese Geräusche mache und ständig damit beschäftigt bin, meine Utensilien zu sortieren. Allerdings sagte sie gleich dazu, dass ich den Unterrichtsstoff kann und auch in den schriftlichen Arbeiten sehr gut wäre. Nur mündlich würde ich nicht antworten. „Leo, antwortet nicht auf Fragen, die ich ihm stelle, aber er korrigiert permanent die anderen Schüler und ruft die richtige Antwort einfach in das Gespräch, welches ich mit dem anderen Schüler führe. Die anderen Schüler müssen sofort antworten, ansonsten redet Leo. Schlimm ist es, wenn jemand etwas Falsches sagt. Leo gibt die richtige Antwort nicht immer in der entsprechenden Tonart. Er ist sehr überheblich. Erstaunlich, dass er überhaupt weiß, wo wir sind und mitbekommt, was ich da vorn sage oder mache. Ich habe bei ihm eher so das Gefühl, dass er nicht zuhört und sich nur mit seinen Stiften oder Heften beschäftigt.“ Mama versuchte die Situation klarzustellen und erklärte ihr, wie ich funktioniere. Auch diese Lehrerin war sehr froh, dass sie nähere Informationen zu mir erhielt.
Also ich persönlich mochte die Lehrerin ja auch sehr. Ich kam

nur meistens nicht mit dem Unterricht und der Methodik klar. Da ich aber im schriftlichen Bereich alle Aufgaben richtig lösen konnte, hatte ich auch gute Noten und mein Endjahreszeugnis sah sehr gut aus.
Jedes Problem, welches ich im privaten oder schulischen Bereich hatte, beredeten wir immer mit unserer Psychologin. Sie versuchte mich immer wieder aufzubauen, erinnerte mich an meine Stärken und erklärte mir jede Situation, die mich belastete. Noch immer trauerte ich um meine Oma. Ganz oft kam dieses Thema zur Sprache.
Häufig war es so, dass sie mir nicht sagte, wie ich mich hätte verhalten können, sondern sie frug mich, ob mir denn nicht, mit etwas Abstand betrachtet, selbst eine andere Möglichkeit einfällt, wie ich hätte reagieren können. Nur wenn ich gar nicht weiter wusste, zeigte sie mir Beispiele auf. Meine Mama, ebenso wie die Psychologin, wollte, dass ich bestimmte Situationen später selbst erkenne.

Vierte Klasse - Ein Schulwechsel steht an

Inzwischen stand die Diagnose „Asperger-Autismus“ für unsere Psychologin fest, das war auch sehr wichtig, um entscheiden zu können, welche Schule ich nach der vierten Klasse besuche. Viele Schulen boten einen „Tag der offenen Tür“ an, die ich zusammen mit meiner Mom anschaute, aber an allen hatte ich etwas auszusetzen. Als letzte Schule stand das Gymnasium auf dem Plan, welches ich dann auch besuchte. Schon das Gebäude sprach Bände, immerhin stand es schon über 400 Jahre. Ich fühlte mich irgendwie wohl. Es war für mich einladender, als die anderen Gymnasien in unserer Stadt. Wir betraten das Gebäude und die Schüler, die uns empfingen, waren irgendwie auch anders. Manche würden vielleicht sagen, sie waren eingebildet und komisch, aber ich hatte das Gefühl hier her zu gehören. Ich teilte meiner Mama mit, dass ich genau auf dieses Gymnasium gehen möchte.

Nun ja, ein Besuch der Regelschule kam ohnehin nicht in Frage und die Gesamtschule, die zwar ganz in unserer Nähe war, auch nicht, denn es war, wie der Name schon sagt, eine Ganztagsschule und so viel Stress hätte für mich das absolute „Aus“ bedeutet. Ich brauchte noch Freizeit und Hobbys, die ich selbst bestimmen konnte und nicht vorgeschrieben bekam.
Meine Klassenlehrerin war auch der Meinung, dass ich unbedingt auf ein Gymnasium gehen sollte. An allen anderen Schulen wäre ich unterfordert gewesen. Sie hatte schon längst mitbekommen, dass ich nicht dumm bin, sondern nur Probleme in der sozialen Interaktion habe. Das würde sich aber auch an einer Regelschule nicht ändern. Prinzipiell wäre es egal, an welche Schule ich gehe, die Probleme würden bestehen bleiben. Zumal, da nun feststand, dass ich ein Asperger-Autist bin. Würde ich ein Gymnasium besuchen, bestünde immerhin die Chance, mein Wissen unter Beweis stellen zu können und so vielleicht mein Selbstbewusstsein

aufzuwerten.
Mama nahm natürlich die Einschätzung der Lehrerin an, denn sie ging mit ihrer konform. Meine Noten waren auch dementsprechend und ich, oder besser gesagt meine Mom, meldete mich auf dem Gymnasium an. Die Zeit des Wartens begann. Für mich wäre eine Absage eine absolute Katastrophe gewesen. Ich wollte unbedingt auf diese Schule gehen. Meine Mama sorgte vor und fuhr wieder häufiger mit mir zu unserer Psychologin. Sicher ist sicher. Bei mir konnte sie nie wissen, was mich plötzlich aus der Bahn wirft. Sie war ja selbst gern auf alle Eventualitäten vorbereitet.
Unsere Psychologin versuchte immer wieder, mich auf unangenehme Situationen vorzubereiten und sie spielte mit mir eine Absage des Gymnasiums durch. Sie wusste ja, dass ich intuitiv nicht die Möglichkeit hatte, in bestimmten Situationen schnell umzudenken und andere Wege zu suchen. Also erklärte sie mir, dass ich für mich eine Methode finden sollte, mich zu beruhigen, um einen klaren Kopf zu bekommen. Ich sollte autogenes Training probieren. Mama kaufte mir eine CD mit einer Anleitung für Kinder. Die nette Frauenstimme erklärte mir, ich solle entspannt auf meiner Unterlage liegen und meinen Rücken in Gedanken rauf und runter wandern.
Wie zum Teufel geht das? Ich bin noch nie meinen Rücken hoch oder runter gewandert. Und ich hatte auch keine Unterlage, ich lag in einem Bett. Die Frau hat vielleicht Phantasie.
Das wurde nichts mit dem autogenen Training, ich regte mich die ganze Zeit auf. Wir mussten uns etwas anderes einfallen lassen. Wir fingen in der vierten Klasse mit der Therapie an, mich kontrollieren zu können, und erst in der zehnten Klasse konnte ich einen Weg finden, bestimmten Situationen aus dem Weg zu gehen oder mir eine Auszeit zu erbitten. Dieses zu erlernen, war eine der schwersten Herausforderung für mich, die sich über Jahre hinzog.

Ich lernte, meine Zeit einzuteilen. Meine Mama bekam den

Rat von der Psychologin, einen genauen Tagesablauf mit mir zusammen auszuarbeiten und mir einen Kurzzeitwecker zu stellen, um zu lernen die Zeit einzuhalten. Am Gymnasium würde ich das mit Sicherheit benötigen. Okay, das wusste Mama prinzipiell selbst, aber der „Kampf" mit mir, solche Aktivitäten durchzuführen war kraftraubend.
Mama und ich legten Zeiten fest, in denen ich spielen konnte, meine Ruhephase hatte und eine bestimmte Zeit, in der ich mich für die Schule vorbereiten sollte. Das heißt, eigentlich legte ich die Zeiten fest, denn Mama wusste, dass sie mit Druck und „du musst" nicht weiterkommt. *Aber was genau soll ich eigentlich vorbereiten? Ich brauche nicht einmal ein Gedicht zu lernen. Das kann ich doch schon, nachdem die Lehrerin das vorgelesen hat. Den Unterrichtsstoff bekomme ich doch nebenbei mit.*
Na gut, ich packte wenigstens die Schultasche und ich musste kontrollieren, ob meine Stifte alle in Ordnung waren und alle Arbeitsmaterialien für den nächsten Tag drin sind.
Bisher schleppte ich immer alle Bücher und Hefter mit in die Schule. Meine Mama konnte mich auch nicht davon überzeugen, irgendein Buch auszupacken. Es hätte ja der unwahrscheinliche Fall eintreten können, dass wir eine Vertretungsstunde haben und der Lehrer verlangt, dass wir ein anderes Buch benötigen. Völliger Blödsinn, aber in meinem Kopf hatte sich das festgesetzt. Ich war auf alle Eventualitäten vorbereitet.

Auch zu Hause änderte sich nicht viel. Mit meinem Bruder konnte ich noch immer nicht umgehen - er auch nicht mit mir. Mama konnte uns nicht allein lassen, wir stritten uns ständig. Die Schulzeit war doch schon anstrengend genug für mich, ich wollte wenigstens zu Hause meine Ruhe haben. Tobi regte sich auch permanent über meine herablassende Ausdrucksweise auf, dabei meinte ich das überhaupt nicht böse, wenn ich etwas zu ihm sagte.

Allerdings gaben wir Ruhe, wenn es um unsere gemeinsamen Interessengebiete - Naturwissenschaften und Geschichte ging. Darüber konnten wir stundenlang reden und wir ergänzten uns oft. Schon sehr früh erlaubten uns unsere Eltern, Sendungen, wie „Galileo", und alles, was im KIKA lief, zum Beispiel: „Wissen macht Ah", „Löwenzahn", „Willi will´s wissen" „Sendung mit der Maus" oder „Logo", zu schauen.
Wir sahen im Fernsehen eine Explosion und fachsimpelten im Nachhinein, was man, wenn man andere chemische Elemente hinzufügen würde, alles hätte probieren können. Die Welt der Chemie oder auch teilweise der Physik ist für uns noch heute sehr interessant und wir unterhalten uns sehr gern über solche Themen, auch im Alltag. Und wenn wir etwas nicht wissen, belesen wir uns. Dadurch hatten wir eine breitgefächerte Allgemeinbildung. Stellten immer Fragen und mussten alles erklärt bekommen. Wir fanden auch meistens jemand im Umkreis, der die Fragen beantworten konnte. Mit etwas Abstand betrachtet, waren solche Situationen schon ziemlich skurril. Ich sprach ja nicht mit jedem. Ich hatte zwar einen ausgeprägten Wortschatz und eine perfekte Grammatik, doch mein Bruder war redegewandter. Er konnte die Worte auch anwenden. Ich redete geschwollen und holte aus mit Erklärungen. Meine Familie konnte ich damit in den Wahnsinn treiben und das passierte täglich aufs Neue, wenn ich begann, etwas zu erzählen, erklären oder einfach nur Hunger oder Durst hatte. „Mama, es ist so warm und ich habe Durst und ich möchte noch mit Tobias spielen. Ich habe jetzt meine ganze Flasche schon ausgetrunken. Ich möchte noch was trinken. Kannst du mir bitte die Trinkflasche vollmachen?" Mama antwortete in einer solchen Situation: „Leo, du brauchst nur zu sagen. - Mama, mach mir bitte die Flasche voll, - reicht völlig aus. Logisch, dass du Durst hast, wenn du etwas zu trinken willst, das ist selbsterklärend." Manchmal benutzte meine Mama auch solche komischen Wörter. Irgendwie bekommt man die Bedeutung ja mit, aber ganz einfach waren ihre

Erklärungen auch nicht. Es kam auch vor, dass wir nachfragen mussten, was genau sie uns sagen wollte.

An dem schulischen Alltag hatte sich nichts geändert. Irgendein Problem hatte ich immer mit meinen Mitschülern, aber durch Jonathan war es erträglich.
Wir hatten keinen Lehrerwechsel, also blieb für mich alles wie bisher. Der Lehrstoff war ja kein Problem, ich begriff alles schnell und ich musste nie für eine Arbeit lernen oder zu Hause irgendwelche Übungen machen. Das was ich im Unterricht mitbekam, reichte völlig aus, um gute Noten zu haben.

Post - das Warten hat ein Ende

Endlich. Der lang ersehnte Brief der neuen Schule kam und ich bekam die Zusage, dass ich ab kommenden Schuljahr genau in das Gymnasium meiner Wahl aufgenommen wurde. Alle atmeten auf, denn die Vorstellung, mich davon überzeugen zu müssen, ein anderes Gymnasium zu besuchen, war für alle gruselig.

Mama bereitete mich noch intensiver darauf vor, dass die Zeit, in der ich nicht lernen musste und alles nebenbei mitbekam, vorbei sei. Sie erklärte mir immer wieder, dass am Gymnasium das Lernpensum und die Ansprüche viel höher sind und ich auch nicht alles so ausführlich erklärt bekomme. Ich müsste mir manches selbst erarbeiten, bestimmt ein reichliches Pensum an Hausaufgaben aufbekommen und ich würde mit Sicherheit für Arbeiten lernen müssen.

Kurz vor dem Ende der vierten Klasse, begannen meine Gedanken um den Schulwechsel zu kreisen. Ich bekam Angst zu versagen, hatte Angst vor den neuen Schülern und vor dem Fahrweg. Ich musste jeden Tag mit der Straßenbahn,

ungefähr zwanzig Minuten, fahren und noch zehn Minuten bis zur Schule laufen. Bisher war der Schulweg kein Thema, die Grundschule war keine 500 Meter entfernt von unserer Wohnung.
Ich malte mir alle möglichen Gefahrensituationen aus, die hätten eintreten können. Mama versuchte mir zu erklären, dass alles bestimmt nicht schlimm wird und es mir an der neuen Schule mit Sicherheit gefallen wird. Ich widerlegte ihr alles mit meinen negativen Gedanken und erklärte ihr, dass sowas nicht möglich ist, da mich die anderen Schüler garantiert auch nicht leiden könnten.

Die Eltern aller Viertklässler organisierten eine Abschlussfeier, mit der wir uns gemeinsam von der Grundschulzeit „verabschieden" konnten.
Wie immer, war ich damit völlig überfordert. Der erste Punkt war schon die Feier. Viele Erwachsene und Schüler, die mich sowieso nicht leiden konnten. Zum Zweiten wollte ich eigentlich gar nicht von der Schule gehen. *Ich habe Angst. Was kommt in der neuen Schule auf mich zu? Ich will nicht hier weg. Hier kenne ich alles. Ich will nicht allein in die andere Schule. Wie kann ich erklären, dass ich nicht in die andere Schule will und dass ich einfach nur Angst habe? Dort ist alles viel schwerer und so gut wie die Schüler, die auf die Schule gehen, bin ich nicht.*

Ich war so wütend auf alle anderen und mich, dass ich mir den letzten Schultag selbst zunichtemachte, indem ich schlechte Laune verbreitete und alles doof und blöd fand.
Meine Mama wusste ja, dass es nur Angst und Unsicherheit von mir war, aber es war trotzdem anstrengend für sie. Im Übrigen ging keiner meiner Klassenkameraden mit an das Gymnasium, auf welches ich wechselte. Für mich eine sehr beängstigende Vorstellung. Hinzu kam, dass ich kurz vor Beendigung des Schuljahres erfuhr, dass mein Freund Jonathan wegzog und wir uns sicher nicht wiedersehen werden.

Er wäre zwar nicht mit mir auf das Gymnasium gegangen, aber wenigstens hätten wir uns am Nachmittag sehen können. Nicht einmal die letzten Ferien konnte ich mit ihm verbringen. Für mich drohte wieder einmal die Welt unterzugehen. Ich hatte zu nichts mehr Lust, alles war mir egal. An allem nörgelte ich herum und in meinem Kopf herrschte das blanke Chaos.

Mamas Beschäftigung in den Ferien war, mich aufzubauen und scheinbar endlose Gespräche mit mir zu führen. Ich erwähne diesbezüglich mehr meine Mama, denn mein Papi betrachtete die ganzen Ereignisse etwas nüchterner und verstand nicht so richtig, wo genau jetzt mein Problem liegt. Mein Papi ist toll und er hörte mir auch zu, wenn ich mit irgendwelchen Sorgen zu ihm kam, auch wenn er mein teilweise komisches Verhalten nicht immer nachvollziehen konnte. Er versuchte, mir zu helfen und ich brauchte nie Angst zu haben, dass mich Papa nicht mehr lieb hat, wenn ich nicht so bin, wie er sich das vorstellt, und ich konnte sogar ab und zu etwas mit seinen Ratschlägen anfangen.

Schulwechsel - so habe ich die Zeit erlebt ...

Der erste Tag am Gymnasium war für mich sehr anstrengend und emotional kaum zu bewältigen. Ich fühlte mich schlecht. Ich wusste ja nicht, was auf mich zukam. Meine gewohnte Umgebung war nicht mehr da. Das Schulgebäude war neu. *Wo setze ich mich hin? Keinesfalls möchte ich mit einem Mitschüler oder Lehrer reden. Ich kenne die doch alle gar nicht. Woher soll ich wissen, was sie meinen, wenn sie mit mir reden wollen? Was erwarten die Lehrer von mir? Kann ich sagen, was ich denke? Nein, ich sage lieber gar nichts. Da kann ich nichts falsch machen.* Meine Angst siegte, ich schwieg.

Die ersten Stunden hatten wir bei unserer Klassenlehrerin Frau F., das war nicht so schlimm, denn ich fand sie sympathisch. Sie meinte alles so, wie sie es sagte und ich verstand auch ihre Scherze. Leider konnte ich auch nicht mit ihr reden, jedenfalls nicht vor der Klasse. Sie ordnete mich aber gleich richtig ein und nahm mich, wie ich bin. Außerdem gab sie mir Zeit und brachte mich nicht in Verlegenheit.

Im Vorfeld hatte meine Mutti Frau F. schon vorbereitet und ihr von der Grundschulzeit erzählt. Und Mutti sagte ihr auch gleich, wie sie selbst funktioniert. Dass sie klare Ansagen benötigt und sehr direkt ist. Meine Klassenlehrerin wollte mich erst kennenlernen, bevor sie etwas dazu sagt. Das fand meine Mutti sehr gut.

Da wir uns alle in der Klasse noch nicht so richtig kannten, machten wir, in der ersten Schulwoche, einen Ausflug. Der Tag blieb mir in Erinnerung, denn ich sprach zum ersten Mal etwas länger mit meiner Klassenlehrerin. Allerdings ignorierten mich die Schüler und ich sie folglich auch. Dass mich meine Mitschüler nicht mochten, war ich gewohnt. Dennoch hat es mich verletzt, dass sie mich entweder ignorierten oder provozierten und für dumm hielten.

Gern wäre ich so gewesen wie sie. Ich hätte gern Freunde gehabt, konnte es aber schlicht und ergreifend nicht. Ich musste doch erst schauen, wie die neuen Mitschüler sind und was sie von mir erwarten. Wie ich sein soll. Ich traute mich nicht, etwas zu sagen. In meinem Kopf waren jedes Mal Angst und Panik. Hätte ich etwas gesagt, mit meiner Ausdrucksweise, hätten mich sowieso alle für arrogant gehalten. Dass ich mich für andere nicht korrekt ausdrückte, wusste ich ja. Ich wusste nur nicht, wie ich das abstellen kann.

Mit den meisten Lehrern war es ein einvernehmliches Auskommen. Ich lernte sie in der ersten Woche nach und nach kennen. Da meine Therapie noch nicht soweit fortgeschritten war und ich keine Ahnung hatte, wie ich mich richtig verhalten sollte, versuchte ich alle zu ignorieren. Mein Selbstbewusstsein ging gegen Null. Ständig zweifelte ich an mir und war der Meinung, ohnehin nichts zu können und alles falsch zu machen.

Ich antwortete nicht auf Fragen der Lehrer. Vielleicht hätten die anderen noch mehr über mich gelacht, wenn ich etwas Falsches gesagt hätte. Ich konnte nicht, denn häufig hatte ich einfach nur gefühlte tausend Gedanken zeitgleich im Kopf und konnte sie nicht sortieren, verschiedene Themen waren gemischt. Das ist noch heute so, nur kann ich sie jetzt schneller und ruhiger ordnen. Es war ja so schon schlimm genug. Im Unterricht hätte ich auf jede Frage antworten können, ich traute mich einfach nur nicht, denn vor Menschen zu reden, war schon immer Horror für mich. Außerdem, wenn ich aufgeregt war, schlich sich ein Sprachfehler ein. Ich war aufgeregt und hatte richtige Panikattacken, sodass ich nicht mehr reden konnte, obwohl, in den schriftlichen Arbeiten machte ich kaum Fehler. Es sei denn, die Kontrollen waren nicht angekündigt. Das war zu viel für mich. Ich war damit beschäftigt, mich zu sortieren. Die Lehrer wollten ständig etwas von mir und ich musste nun anders funktionieren als bisher. Manchmal wurden die Lehrer auch zynisch oder ironisch. Ich wusste was Zynismus und Ironie bedeuteten, auch dass sich die Lehrer in dem Moment über mich lustig machten und ebenfalls dachten, ich sei dumm. Aber deuten konnte ich die Aussagen nicht. Damit konnte ich überhaupt nicht umgehen und die einfachste Methode, allen Missverständnissen aus dem Weg zu gehen war: Nichts zu sagen. Am liebsten hätte ich die Lehrer angeschrien, wäre völlig ausgerastet, aber ich konnte nicht. Ich brachte einfach kein Wort raus und schämte mich dafür, dass ich mich nicht anders verhalten konnte und mich deshalb, alle für unfähig halten mussten. Zu gern wäre ich jedes Mal aus der Klasse gerannt. So demütigend waren manche Situationen.

Ebenso ging es mir mit den Schülern. Oft war es mir auch viel zu anstrengend herauszufinden, wie sie etwas meinen und wie ich bestimmte Aussagen deuten soll.

Nach knapp einem Monat Schulzeit, führten meine Klassenlehrerin und Mutti wieder ein Gespräch. Frau F. kam auch ziemlich schnell zu der Erkenntnis, dass ich autistische Züge habe. Wir sollten uns aber keine Sorgen machen, denn sie habe schon zwei Autisten erfolgreich durchs Abitur gebracht. Sie mochte mich sofort und ich sie ebenso. Frau F. war die beste, einfühlsamste und trotzdem zielstrebigste Lehrerin, die ich in meiner Schulzeit kennenlernte. So mancher Lehrer hätte viel von ihr, im Umgang mit Autisten oder Kinder und Jugendlichen, die anders sind, lernen können. Obwohl ich auch keinen „normalen“ Schüler kenne, der diese Lehrerin nicht mag. Man bekam nichts geschenkt, man lernte sehr viel bei ihr und ich musste alle Aufgaben erfüllen, wie die anderen. Sie fand aber auch immer den richtigen Weg, mich zu motivieren und meine Bedürfnisse zu tolerieren. Ganz unauffällig ließ sie mir den Freiraum, den ich brauchte. Niemals hat sie mich vor der Klasse bloßgestellt.

Eines stand fest, meine Mitschüler mochten mich nicht. Kein schönes Gefühl, jeden Tag mit diesem Wissen in die Schule zu gehen. Sehr oft kam ich nach Hause und war frustriert. Ich erzählte meiner Mutti nicht immer, wie es mir ging oder besser gesagt, warum es mir schlecht ging. Erstens hätte ihr das furchtbar leidgetan und zweitens hätte sie vielleicht in der Schule einen Aufstand gemacht, dass die Lehrer besser auf mich achten sollen. Letzteres hätte es für mich vielleicht noch schlimmer gemacht. Ich war einigen Lehrern ohnehin ein Dorn im Auge. Die meisten fragten sich, was ich an der Schule zu suchen habe und waren der Meinung, dass ich ohnehin kein Abitur schaffe. Ja, solche Bemerkungen sind natürlich richtig aufbauend für Schüler. Es gibt kein Patentrezept, wie man richtig mit solchen Kindern umgehen kann, aber einfach mal hinterfragen, warum ein Schüler so reagiert, würde auch schon helfen. Und vor allem, wie sich der Schüler fühlt, wenn er sowas von einem Lehrer gesagt bekommt. Es gibt mit Sicherheit viele Schüler, deren Selbstbewusstsein noch wachsen muss und solche Aussagen fördern da nicht unbedingt. In den Stunden musste ich mich selbst beruhigen, oder ich versuchte es. Ich spielte mit meinen Stiften, sortierte alles auf meinem Tisch und gab Geräusche von mir. Letzteres bemerkte ich meist selbst nicht. Es war wohl aber unheimlich störend für die anderen. Was keiner vermutete, ich bekam trotzdem den ganzen Unterrichtsstoff mit. Ich hätte alles aufsagen können und theoretisch auch jede Frage beantworten können. Irgendwie scheint das mein Unterbewusstsein trotzdem alles abgespeichert zu haben.

Das Rechnen selbst fiel mir aber schwer. Mathematik war kein Problem. Knobelaufgaben, Textaufgaben, Rechnen mit Variablen, Stochastik - alles super. Nur das Ergebnis, also die Zahl als solches, war nicht immer richtig. Der Rechenweg schon. Irgendwie sind Zahlen uninteressant für mich, nicht so wichtig.

In Deutsch war ich eigentlich immer gut - bis die Interpretation alles ruinierte. Ich gab mir wirklich Mühe, das in die Texte hinein zu interpretieren, was die Lehrer hören wollten und ich begründete auch alles. Für mich war alles logisch und schlüssig, aber eben leider nur für mich. Die Deutschlehrerin mochte ich, dem Unterricht konnte ich dennoch kaum folgen. Sie erzählte so viele Geschichten nebenher. Für mich war das verwirrend, denn ich wusste häufig nicht mehr, was zum Unterricht gehört. Die Geschichten passten auch immer zur Thematik, die meisten Schüler fanden das auflockernd und dadurch verständlicher.

Die Unterrichtsstunden verliefen so, wie von meiner Freundin Mina beschrieben. Was ich aber noch klarstellen möchte: Ich schleimte mich nicht bei den Lehrern ein, wenn ich in den Pausen mit ihnen unter vier Augen sprach. Ich gab ihnen meine Hausaufgaben oder besprach den Unterrichtsablauf.

Ein riesen Problem bestand für mich auch darin, wenn ich eine schlechte Note bekam. Für mich geriet dann alles aus den Fugen und die Welt drohte unterzugehen. Das typische Schwarz-Weiß-Denken - *Ich habe eine schlechte Note. Sie wird mir mein ganzes Zeugnis versauen. Ich brauche mich in keinem Fach mehr anzustrengen, ich kann das sowieso nicht. Das Abitur schaffe ich nicht. Für mich ist das alles viel zu anstrengend.*

Die Psychologin und Mutti hatten dann wieder sehr viel Arbeit vor sich, um mich aus diesem Denkschema herauszuholen. Ich entgegnete den beiden: „Ihr wisst doch gar nicht, wie schlimm das ist. Ich muss im Unterricht alles mitbekommen, kann aber nur daran denken, dass mich keiner leiden kann. Immer muss ich konzentriert sein und darauf achten, was ich mache und wie ich es mache. Ich will nicht mehr in die Schule.“

Solche Phasen gab es sehr, sehr oft und ich brauchte wieder enorm viel Zuspruch seitens der Psychologin und meiner Familie. Ich brauchte ausnehmend viel Motivation. Meine Mutti wusste ganz genau, wovon ich rede. Für sie muss die Schulzeit noch schlimmer gewesen sein.

Hassliebe - Meine Freundin Mina fand mich ätzend ...

Kommentar von Mina:

Leo hat sich damals mit dem Satz vorgestellt: „Ich bin Leo und ich schaue gern Dynamitsendungen.“ Der war komisch, mit jedem konnten wir reden, nur nicht mit Leo.
Wir waren alle so genervt von den ständigen Geräuschen, die er in der Stunde gemacht hat. Dauernd kamen aus seiner Ecke Schuss- oder Explosionsgeräusche, das hat uns fast in den Wahnsinn getrieben. Manchmal sortierte er auch Stifte, schaute aus dem Fenster oder kramte im Rucksack. Auf jeden Fall hörte er nicht zu. Wurde er von einem Lehrer etwas gefragt, hat er einfach nicht geantwortet. Auch wenn er nach Hausaufgaben gefragt wurde, sagte er kein Wort. Er blätterte ewig in seinem Hefter und tat so, als würde er nach seinen erledigten Aufgaben suchen. Wir alle waren uns sicher, dass er seine Schularbeiten einfach nie gemacht hat. Dennoch hat kaum ein Lehrer etwas dagegen gesagt. Die meisten von uns waren deshalb einfach

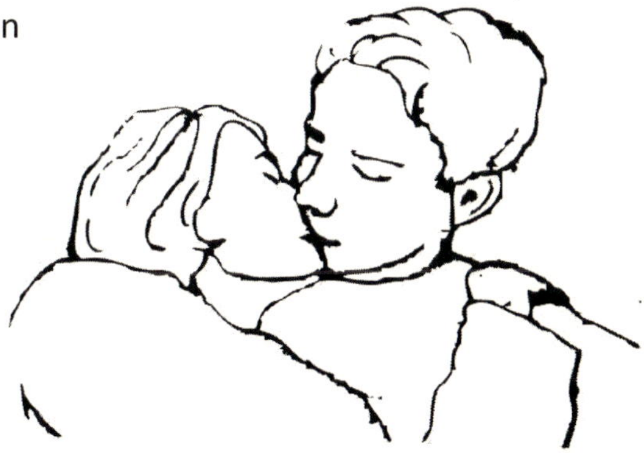

nur sauer auf Leo. Vor allem ich, da ich meine Hausaufgaben immer gewissenhaft erledigte. Ich wusste ja, dass wir alle angeschnauzt werden oder sogar eine Sechs bekommen, wenn wir eine davon vergessen. Alle, außer natürlich Leo. Andere haben auf Leos Art versucht, den Strafen wegen vergessenen Aufgaben zu entgehen, aber bei ihnen hat es nicht geklappt. Auch das war ein Grund, warum ich ihn damals gehasst habe. Die anderen haben sich immer gefragt, wieso die Lehrer bei Leo so viel durchgehen lassen haben. Ich dachte, das läge daran, dass er sich nach dem Unterricht bei den Lehrern eingeschleimt hat. Ansonsten hat er prinzipiell mit keinem wirklich gesprochen. Wir dachten auch alle, er wäre dumm und fragten uns, warum er auf dem Gymnasium ist.

Ich weiß noch, dass wir damals in der fünften Klasse Plakate basteln sollten, auf denen wir uns vorstellen. Diese wurden im Klassenzimmer aufgehängt, damit man über jeden Schüler das Wichtigste erfahren konnte. Leo hatte auf seinem Plakat, neben einem Bild von seinem Hund, auch ein Bild von seinem damaligen besten Freund. Ich konnte mir gar nicht vorstellen, dass Leo Freunde haben könnte. Deshalb ging ich zu ihm und fragte, wer denn dieser Junge auf dem Bild ist und wo er das Bild her hat, denn ich könne mir nicht vorstellen, dass er auch nur einen einzigen Freund haben könnte. Ich wollte ihn damit provozieren, denn er sollte endlich mal etwas sagen. Hat er aber nicht.

Bis zur Mitte der 8. Klasse hat er immer noch nicht mit Lehrern oder Schülern gesprochen und sich ebenso wenig am Unterricht beteiligt.
Wenn er doch mal einen Kommentar abgelassen hat, war es belehrend und herablassend. Eigentlich wollten wir alle nichts mit ihm zu tun haben, aber er sollte wenigstens mal reden. Die Biologielehrerin hat als Einzige hartnäckig versucht ihn zum Antworten zu bewegen. Wir sagten ihr alle, dass er nie

antwortet und es nichts bringt, aber sie hat dennoch eine Stunde damit zu gebracht und am Ende hat Leo trotzdem nicht geantwortet.

In der 9. Klasse hat er dann angefangen im Unterricht zu antworten und wir alle dachten, dass er endlich kapiert hat, dass er sich in der Schule anstrengen sollte. Auch mit seinen Mitschülern hat er angefangen zu reden. Bald lief er einer Gruppe regelrecht hinterher, die ich überhaupt nicht leiden konnte. Sie waren alle so oberflächlich und man merkte, dass sie sich untereinander eigentlich gar nicht richtig mochten, sie taten trotzdem so, als wären sie die besten Freunde. Ich verachtete Leo dafür, dass er sich so bei dieser Gruppe einschleimte. Jeder merkte, dass keiner von denen ihn dabei haben wollte, er lud sich dennoch selbst ein, wenn die Gruppe sich am Wochenende oder nach der Schule zu irgendwelchen Aktivitäten traf. Er musste doch selbst merken, dass sie ihn nicht mochten. Warum wollte er trotzdem immer dabei sein? Ich fragte mich damals immer, warum er nicht zu unserer Gruppe gehören wollte. Wir waren nicht beliebt oder cool. Wir waren komisch und anders. Und das war Leo doch auch.

In der 10. Klasse hat dann Richard angefangen, Leo in unsere Gruppe zu integrieren. Erst nur in der Schule, später feierten wir sogar eine Party im Garten von Leos Opa. Inzwischen konnten ihn alle, außer ich, leiden. Für mich war er nach wie vor der arrogante, eingebildete Typ, der er damals war, als er sich noch nicht dazu herabgelassen hat, mit uns zu sprechen. Erst zu seinem 17. Geburtstag fing ich richtig an, ihn zu mögen. Richard erzählte mir, dass er an dem Asperger-Syndrom leidet. Ich habe ihn besser kennengelernt und verstanden, dass man gut mit ihm reden kann und er gar nicht so anders ist, als ich es bin. Er hat mir dann auch selbst erzählt, dass er ein Aspi ist und eigentlich nur Angst vor anderen hat. Wir sind richtig gute Freunde geworden und haben gemeinsam etwas unternommen. Und umso mehr wir uns kennengelernt haben, desto mehr fing ich an, ihn zu mögen. Wir haben uns lieben gelernt. Leo hörte mir zu, er bedrängte mich nicht über ein Problem zu reden, wenn ich noch nicht so weit war. Er war aber immer da, wenn ich ihn zum Reden brauchte. Wie ich später erfuhr, mochte er mich schon lange, nur konnte er es mir nicht zeigen, geschweige denn sagen. Er brauchte Ewigkeiten um mir zu sagen, dass er mich sehr mag und gern mit mir zusammen sein möchte. Ich habe das genauso gesehen und mich natürlich auch dementsprechend verhalten. So, dass er gar nicht mehr an meinen Gefühlen zu ihm zweifeln konnte. Aus Hass ist schließlich irgendwie Liebe geworden. Seit eineinhalb Jahren sind wir glücklich. In den ersten Wochen waren wir tagelang zusammen. In der Schule, wie auch privat. Wir haben alles zusammen gemacht, teilweise nur in seinem Zimmer „gewohnt“. Selbst seine Mutti wunderte sich, denn normalerweise ist Leo nicht der Mensch, der es über Stunden, geschweige Tage, mit einem Menschen in einem Raum aushält. Natürlich freute sie sich für Leo und mich. Sie sah, dass wir glücklich waren. Er ist aber auch da für mich, wenn es mir schlecht geht. Er nimmt mich in den Arm und wartet, bis ich soweit bin zu reden. Er ist fürsorglich, liebevoll, lustig und gerecht.

Obwohl es auch Situationen gibt, in denen ich viel Verständnis für seine Krankheit aufbringen muss. Manchmal ist er noch ganz schön schräg drauf, wenn er überfordert ist. Inzwischen kann ich jedoch in Stresssituationen mit ihm reden, ihn beruhigen und ihm die eine oder andere Situation erklären. Am Anfang unserer Beziehung war das nicht so. Er wich mir aus, hat sich zurückgezogen und einfach nicht geredet. Ich gebe ihm seinen Freiraum, so wie er ihn braucht und er mir meinen. Wir sind immer noch sehr glücklich und vertrauen uns.

Rexi - Mein Kissen auf vier Beinen

Außerhalb der Schule hatte ich auch noch ein Privatleben. Ich hatte ja schon erwähnt, dass unsere Familie ganz schön chaotisch ist. Wir haben Routinen, aber auch sehr viel Chaos. Inzwischen hielt sich meine Panik oder mein verwirrtes Denken zu Hause in Grenzen. So lange, wie ich mich in mein Zimmer zurückzuziehen konnte und keiner mein Reich betrat, ohne vorher zu fragen, konnte im Rest der Wohnung auch mal Durcheinander herrschen. Das heißt Besuch. Meine Schwester war sehr oft mit ihrem Freund bei uns. Da ich es ja nicht so mit Fremden hatte, zog ich mich zurück. Eines Tages brachte der Freund von Josy seinen Hund mit. Kurz nach meinem elften Geburtstag, Ende Oktober. Er fragte meine Mutti, ob wir ihn für ein paar Wochen in Pflege nehmen könnten, da er durch seinen Beruf momentan viel unterwegs ist und den Hund nicht mitnehmen könnte.

Meine Mutti war nicht wirklich begeistert, aber da sie wie immer nicht „Nein“ sagen konnte, zog der Hund bei uns ein. Mutti sagte zu Tobi und mir: „Rex wohnt jetzt für einige Zeit bei uns.“ Ich war sofort begeistert. Ein Shih Tzu, kaum größer als eine Katze, mit dem Namen Rex. „Mama, kann ich mich um den Hund kümmern? Am liebsten würde ich ihn ja behalten“, war gleich meine erste Frage. Ihr hättet Muttis Gesichtsausdruck sehen sollen. Sie schaute mich an, als käme ich von einem anderen Planeten. Mutti und ein Hund in der Wohnung. Dazu kommt, dass ich eigentlich eine Fellallergie

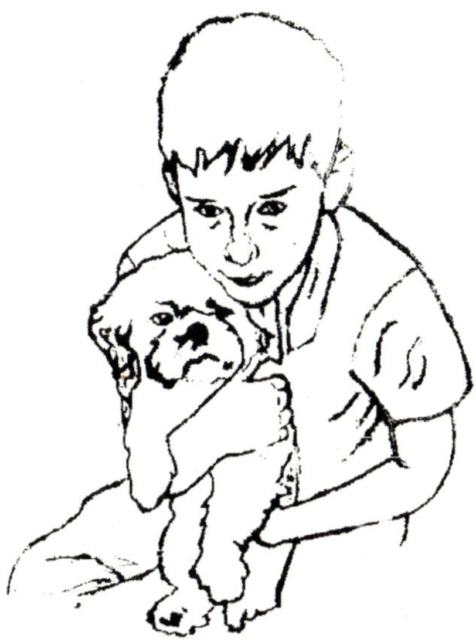

hatte, doch glücklicherweise sind Shih Tzu für Allergiker besser geeignet, als andere Hunderassen. Rex war sowieso anders als andere Hunde, irgendwie ungewöhnlich. Er kam gleich zu mir gelaufen und hörte auch sofort auf mich. Ich liebte den Hund und ich hatte das Gefühl, dass er mich auch liebte. Alle anderen Familienmitglieder hatten nicht gleich so einen Bezug zu Rexi. Mama wollte ihn partout nicht in ihrem Bett oder auf der Couch liegen haben, in meinem Bett durfte er schon liegen. Ich ging mit ihm Gassi, vor und nach der Schule, am Abend, wann immer er raus wollte. Ich war nicht mehr allein und ich „klebte" an Rex ebenso, wie er an mir. Er war so liebebedürftig.
„Mein" Rexi liebte Käse vor dem Schlafengehen - prinzipiell immer, wenn er sich welchen erbetteln konnte - und er fraß gern Leberwurstbrot. Er war auch oft genauso verpeilt, wie ich. War verwirrt, wenn er plötzlich beiseite gehen sollte. Generell hatte er ein Talent, immer im Weg zu liegen. Der Instinkt fehlte ihm völlig.
Ich bettelte meine Mama immer wieder an, dass ich doch den Hund behalten darf und irgendwann hatte ich sie dann so weit, dass sie Josys Freund frug, ob er damit einverstanden ist, dass Rex bei uns bleiben kann. Für ihn war es beruflich noch immer nicht möglich, den Hund zu sich zu nehmen. Mama kam danach zu mir und sagte: „Leo, wenn du immer noch möchtest, kann Rex bei dir bleiben. Bedingung: Du kümmerst dich um ihn und gehst mit ihm raus und machst alles was anfällt. OK?" Ich fiel meiner Mutti um den Hals und freute mich wie ein kleines Kind. Als hätte Rex alles verstanden, sprang er an mir hoch und tänzelte an meinem Bein herum. Mein Rex. In seinen Unterlagen wurde überall mein Name, als Besitzer, eingetragen. Ich war überglücklich. Vom ersten Tag an schlief er in meinem Zimmer. Er merkte gleich, wenn es mir schlecht ging. Normalerweise lag er ja unter oder vor meinem Bett, aber wenn es mir richtig mies ging, kuschelte er sich in der Nacht unter meine Decke und schlief bei mir. Rex

wurde zu meinem Vertrauten, er verstand mich und reagierte immer passend. Er war zur Stelle, wenn ich ihn brauchte - ich musste ihn nicht rufen. Es änderte sich nichts, ich ging mit ihm jeden Tag, bei Wind und Wetter, spazieren. Mir tat die Zeit unheimlich gut. Zum einen hatte ich die Verantwortung für Rex übernommen, zum anderen konnte ich meine Entspannungsphasen mit ihm verbringen.
Abgesehen davon, wollte er sowieso nicht mit anderen Familienmitgliedern raus gehen.

Ich erinnere mich an eine Geschichte, als ich auf Klassenfahrt war. Rexi wurde regelrecht krank, er fraß nichts mehr und wollte nur noch raus, um sein „Geschäft" zu verrichten. Wahrscheinlich vermisste er mich ebenso wie ich ihn. Mama ließ ihn schon in meinem Zimmer schlafen und auf meinem Bett kuscheln, aber er wollte nichts fressen. Er lag im Flur und schaute zur Tür. Inzwischen hatten Tobi und meine Mom den Hund auch liebgewonnen und sich an unser neues Familienmitglied gewöhnt.
Als mich Mama vom Bus abholte, brachte sie Rexi mit, damit er nicht noch länger leiden musste. Die Freude war natürlich groß.

In der Schule konnte er mir auch nicht helfen, aber ich wusste, dass er auf mich wartet und mich mag, so wie ich bin. Irgendwie hatte ich das Gefühl innerlich ruhiger zu werden. Ich hatte ja jetzt einen Freund, der immer für mich da ist.

Tobi wurde krank

Wir hatten Rex ein paar Wochen, als die Krankheit von Tobias wieder schwere Ausmaße annahm. Er brauchte unsere Mama mehr denn je. Mir fiel es schwer, kaum Zeit mit unserer Mama

verbringen zu können, aber da ich meinen Bruder sehr gern hatte, hielt ich mich im Hintergrund. Er musste über Wochen in die Klinik und meine Mutti besuchte ihn jeden Tag nach der Arbeit. Er durfte dann, Gott sei Dank, über Weihnachten nach Hause. Im Januar musste Tobias dann aber wieder in die Klinik, um sich einer schweren Operation zu unterziehen. Unsere Mutti war völlig fertig mit der Welt und auch wenn sie versucht hat, sich vor uns Kindern nichts anmerken zu lassen. Sie hatte wahnsinnige Angst um meinen Bruder.
Alles erinnerte mich wieder an die Krankheit meiner Oma. *Oma musste auch nach Weihnachten ins Krankenhaus, auch zu einer Operation. Was ist, wenn das bei Tobias auch so ist? Nein, ich will nicht, dass mein Bruder auch tot ist. Ich würde ihn viel zu sehr vermissen. Ich vermisse doch meine Oma auch immer noch.* Diese Ohnmacht, nichts machen zu können, breitete sich in mir aus. Ich wollte doch genau wissen was passiert, abwarten war nicht meine Stärke. Vor allem wusste ich nicht, wie ich meinem Bruder sagen oder zeigen sollte, wie sehr ich ihn mag. Ich machte genau das, was ich eigentlich nicht wollte. Ich wurde wütend, weil ich überfordert war. Meine Mama erklärte mir immer wieder, dass Tobias nicht an der Krankheit sterben wird. Dennoch hatte ich das Gefühl, sie sagt das nur um mich zu beruhigen. *Warum sonst ist sie so traurig und hat selbst Angst um Tobias? Sie weint doch so oft. Mama bestellt den Papa von Tobi in die Klinik. Da stimmt etwas nicht.*
Ich war überfordert, irgendwie hatte ich die ganze Zeit das Gefühl, dass Mama mir nicht alles sagt. Das Weihnachtsfest war nicht so schön für mich, denn ich dachte die ganze Zeit an die Operation von Tobias. Ich konnte das auch nicht ignorieren, denn es ging meinem Bruder nicht gut. In den Ferien war das nicht so schlimm, aber als die Schulzeit begann, konnte ich mich überhaupt nicht konzentrieren und vor allem wurde ich sehr aggressiv. Keiner durfte mich ansprechen und in der Schule war alles noch viel schlimmer als sonst. Ich war

eigentlich nur körperlich anwesend.
Meine Mama suchte wieder das Gespräch mit meiner Klassenlehrerin, um sie über die privaten Umstände aufzuklären.
Der Tag kam und mein Bruder musste in die Klinik. Meine Mama blieb bei ihm, sie war für ein paar Tage nicht zu Hause. Also nahm ich den Aufenthalt bei Oma Elke und Opa Toni in kauf und schlief sogar dort. Ich hatte ja Rex, meine Großeltern fanden Rexi auch toll und ich konnte ihn immer mitbringen. Außerdem wollte ich, dass mein Bruder schnell wieder gesund wird und nach Hause kommt. Natürlich telefonierte ich täglich mit meiner Mama. Dass die Operation gut verlief und es Tobias den Umständen entsprechend gut geht, sagte sie mir sofort, damit ich wieder etwas beruhigter sein konnte.
Nach vier Tagen durfte er nach Hause und ich konnte auch endlich wieder in meinem Bett schlafen. Mama hatte zwar kaum Zeit, sich um mich zu kümmern, aber ich war wenigstens in meiner gewohnten Umgebung. Ich freute mich, meinen Bruder wiederzusehen. Er war ganz ruhig, lag nur auf der Couch und er konnte, besser durfte, noch nicht viel reden, aber es ging ihm den Umständen entsprechend gut. Mama kümmerte sich den ganzen Tag um meinen Bruder und ich verstand auch, dass sie nur für mich Zeit hatte, wenn Tobi schlief. Für mich war die Welt wieder soweit in Ordnung, da alle wieder zu Hause waren und mein Bruder alles gut überstanden hatte. Das Wichtigste für mich war, dass er wieder nach Hause kam, denn meine Oma kam nach der Operation nie wieder heim.
Tobias jammerte nie und es ging mit ihm bald wieder bergauf. Als es meinem Bruder etwas besser ging, sagte meine Mama: „Ich möchte nie wieder eines meiner Kinder so krank erleben und nochmal so viel Angst haben müssen.“ Es gibt nichts Schlimmeres für sie, als dass es einem von uns Kindern nicht gut geht.
Für Tobi war das ja auch alles sehr anstrengend, denn er

verpasste viel in der Schule. Mit viel Fleiß seinerseits und Verständnis seitens seiner Lehrer, holte er alles auf.
Er war eben anders als ich. Situationen, an denen er nichts ändern konnte, nahm er hin und machte das Beste daraus. Tobi schaut nach vorn und macht nicht alles so furchtbar kompliziert. Ich beneide ihn noch heute oft, um seine Leichtigkeit und unkomplizierte Art.

Fünfte Klasse - Von Raufbolden zu Freunden

Irgendwie musste ich mich jeden Tag dazu durchringen, in die Schule zu gehen. Am schlimmsten waren die unangekündigten Leistungskontrollen. Ich konnte sie selten mitschreiben. Darauf war ich nicht vorbereitet. Es gab Lehrer, die am Ende der Stunde auf die Idee kamen: „Wir schreiben jetzt eine Leistungskontrolle!" Hilfe, Panik - ich war damit beschäftigt, die gefühlten tausend Gedanken auf einmal zu sortieren: *Darauf bin ich nicht vorbereitet. Wie soll ich das schaffen? Was kommen für Fragen dran? Was ist, wenn ich wieder eine schlechte Note bekomme? Ich kann das nicht. Auf keinen Fall, ich brauche gar nicht erst anzufangen.* Die Gedanken kreisten wie eine Endlosschleife in meinem Kopf herum.
Ich fing an, Stifte zu sortieren und ordnete alles auf meinem Tisch. Legte Blöcke akkurat hin und das Aufgabenblatt, immer wie mit dem Lineal ausgemessen, im gleichen Abstand zur Tischkante. Ich brauchte Ordnung um mich herum, da ja schon in meinem Kopf das pure Chaos herrschte. Wenn mich dann noch ein Lehrer ansprach, war alles vorbei. Ich hatte zu tun, meine Gedanken zu ordnen und dann kommen plötzlich noch mehr Informationen. Das heißt eigentlich keine Informationen in dem Sinne. Eher die Anweisungen: „Fang an die Fragen durchzulesen. Du musst anfangen Leo. Du schaffst die Aufgaben wieder nicht in der vorgeschriebenen Zeit." So, und

von dem Moment an, war nun alles zu spät. In meinem Kopf brach völliges Chaos aus. Das lässt sich schwer beschreiben, denn ich blieb an einzelnen, völlig abstrusen Gedanken hängen. Ich konnte nicht umdenken, im Gehirn entstand eine Blockade, ein Knäuel der Gedanken und der Körper reagierte mit erhöhtem Puls. Natürlich entstand die Panik nur in meinem Kopf, aber mich beruhigen oder kontrollieren, war in dem Moment nicht möglich.

Auch mit gutem Zureden hatte keiner eine Chance, mich zu erreichen. Ich verarbeitete das Gesagte nicht. Nach knapp einer viertel Stunde hatte ich mich dann wieder etwas im Griff und konnte anfangen, die Aufgaben zu lesen. Doch meistens war es dann schon zu spät, die Aufgaben zu lösen. Meine Mutti versuchte, mit den Lehrern eine Einigung zu finden.
Die Diagnose Asperger-Autismus stand ja schon Ende der Grundschule seitens der Psychologin fest, aber sie konnten mir weder mehr Zeit geben, noch konnte ich die Arbeiten nachschreiben.

Ich hatte jeden Tag Stress mit meinen Mitschülern. Die Geräusche, die ich machte, konnte ich nicht abstellen. Häufig bekam ich gar nicht mit, was ich machte. Ich war viel zu sehr darauf konzentriert, meine Gedanken zu sortieren. Die Mitschüler haben mich nicht in Ruhe gelassen, sie haben es einfach nicht akzeptieren können, dass ich nicht mit ihnen reden konnte. Lucas hat mich gehasst, und eines Tages ging er mich so an, dass wir eine körperliche Auseinandersetzung hatten. Wie Lucas auch beschreibt, brachte mich meine Mom am nächsten Tag in die Schule und klärte mit ihm, auf ihre direkte Art, dass sie stinksauer wird, wenn er nochmal eine Rangelei mit mir anfängt.
Wie es genau dazu kam, kann ich gar nicht mehr sagen, aber Lucas fing an, sich mit mir ganz normal zu unterhalten und ich antwortete ihm. So wie Lucas den Beginn unserer Freundschaft beschreibt, genau so kamen wir in Kontakt.

Ich hatte jemanden gefunden, der meine Interessen teilt und mich versteht oder der mich wenigstens so nimmt, wie ich bin. Verstehen ist in dem Alter vielleicht auch etwas viel verlangt. Es interessierte uns auch nicht, denn wir konnten beide in „unsere" Welt abtauchen. Lucas war schon immer aufgeschlossen und er konnte mit jedem reden. Einfach so, über irgendwelche belanglosen Dinge. Er war das ganze Gegenteil von mir. Ich konnte nicht einfach so drauflos plappern, ich nahm jedes Gespräch ernst und musste folglich immer meine Bedenken äußern und „Klugscheißern" wie die anderen immer sagten. Lucas ging das auch mehr als einmal tierisch auf die Nerven. Er wusste aber, dass ich ein Aspi bin. Er schwieg und erzählte keinem davon. Lucas hatte auch nicht so einen engen Kontakt zu den anderen Mitschülern, außer zu Richard, den er schon aus der Grundschule kannte. Richard war und ist ein sehr ruhiger Vertreter und er versuchte auch mit mir zu reden, aber ich fand nicht gleich so einen intensiven Kontakt zu ihm, wie zu Lucas. Lucas war eben auch anders und er suchte auch Halt und Vertrauen. Er erzählte mir seine Probleme und ich ihm meine. Wir vertrauten uns. Ich erzählte niemanden von seinen Problemen und er nicht von meinen oder dass ich ein Aspi bin. Meine Mama kannte zwar auch all meine Probleme, aber ich erzählte ihr nicht, was Lucas bewegte. Für meine Probleme hatte ich ja auch eine Psychologin. Das machte uns aber zu dem Zeitpunkt nichts aus, denn wir hatten ja unsere eigene Welt, in die wir uns am Nachmittag flüchten konnten. In der Schule redete ich auch mit Lucas und er wurde mein guter Freund.

Was Lucas nicht wusste, dass ich immer Angst hatte unsere Freundschaft zu verlieren. Meine Angst begleitete mich immer und überall. Ich konnte nicht verstehen, dass mich jemand so akzeptiert, wie ich bin. Natürlich hatte ich zu der Zeit noch Angst, dass ich ihn verliere, wenn ich etwas falsch mache. Lucas war aber nicht so. Ich konnte mich richtig mit ihm zoffen und danach war alles wieder gut. Er war und ist nicht nachtragend. Ich bin auch nicht nachtragend. Mein Problem besteht eher darin, dass ich nicht so schnell wusste, was die anderen von mir wollten und bis ich alles verarbeitet hatte, konnte das schon mal eine Weile dauern und die Zeit, bis zu dem Punkt, an dem ich alles verstanden hatte, konnte, für die anderen, ziemlich anstrengend sein. Danach war das jeweilige Thema für mich, erledigt und abgehakt.

Die Probleme in der Schule konnte Lucas auch nicht lösen. Ich antwortete im Unterricht nicht und ich sprach auch nicht mit den anderen Schülern. Er sollte ja nicht sagen, warum ich so bin, also konnte er mich auch nicht verteidigen. Außerdem sollte er sich, wegen mir, nicht mit den anderen anlegen und streiten.
Das Schuljahr ging zu Ende und ich bekam wieder ein Zeugnis, welches so gar nicht meinem Können entsprach. Meine Noten waren weit entfernt von denen, wie ich sie in der Grundschule hatte. Ich war total deprimiert. Für mich war das wiedermal ein Grund aufzugeben. *Niemals werde ich das Abitur schaffen. Wie soll ich das alles zusammen hinbekommen? Die Schüler können mich nicht leiden, die wollen auch gar nicht, dass ich wieder in die Schule komme. Ich muss zu Hause lernen, hat Mama gesagt, sonst werden meine Zensuren nicht besser. Wie soll ich das machen? Bis dahin konnte ich das auch, ohne zu lernen.* Ich konnte mich in der Schule einfach nicht konzentrieren, zu viele Gedanken gingen mir zeitgleich durch den Kopf.

Mein treuester Gefährte

Kommentar von Lucas:

Alles begann an jenem Tag nach den großen Ferien. Wir waren auf dem Gymnasium, ein ansehnlicher Tag.

In einer neuen Umgebung ist es zumeist sehr schwer sozial Fuß zu fassen. So war es auch mit Leo, meinem besten Freund, und mir, Lucas. Wie (nicht) jede beste Freundschaft lernt man sich in Feindschaft kennen, ja wir waren uns spinnefeind. Damals sind wir jung und demnach auch dumm gewesen, allerdings auch gegenseitig intolerant.

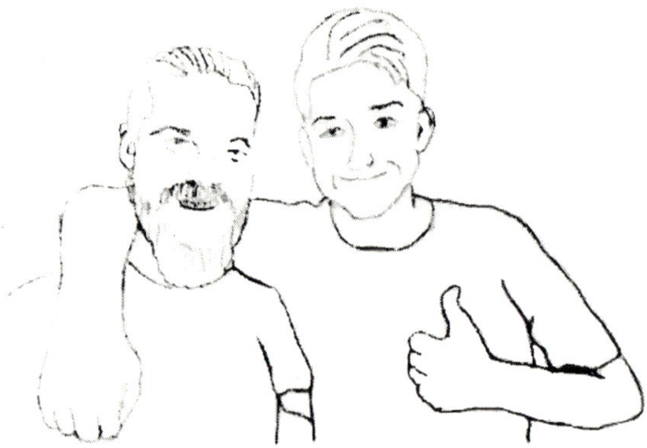

Ich kann mich noch genauso daran erinnern, wie der Rest der Klasse, dass er uns allen mit seinen Schuss- und oder Explosionsgeräuschen auf den Sack ging. Das war höchstwahrscheinlich einer der durchaus auch wenigen Gründe, warum wir, ich, diesen Jungen nicht mochten. Schlichtweg war er uns einfach fremd. Mit niemanden zu vergleichen, den wir jemals kennengelernt haben.

Es verging kein Tag, an dem wir nicht aneinander eckten. Doch dann kam die alles entscheidende Wende, wir hatten uns „geprügelt“ und Leos Mutter kam am darauffolgenden Morgen an die Schule, um den Zwist zwischen uns aus dem Weg zu schaffen. Sie sprach ein ernstes Wort mit mir, denn Leo hatte bzw. hat das Glück, eine ihn liebende Mutter zu haben, denn er ist ja ihr „Le“.

Wir fingen an, uns zu unterhalten. Diese Ehre wurde dem Rest der Klasse nicht zuteil, er redete mit so gut wie niemandem, außer mir. In diesem Sinne war auch ich etwas Besonderes. Wir fingen an uns über Thematiken zu unterhalten, die sonst nur wenige verstanden.

“Die Welt ist im Wandel. Ich spüre es im Wasser. Ich spüre es in der Erde. Ich rieche es in der Luft.”

Dieses Zitat ist aus unserer beider Lieblingstrilogie: „Der Herr der Ringe“. Für uns gab es nichts Geileres als „Herr der Ringe“. Wir sprachen Tag und Nacht nur darüber und sehnten uns danach in „Mittelerde“ zu leben. Unser zweites großes Steckenpferd war, das „zocken“. Auch darüber debattierten wir Tag und Nacht. Aus diesen Unterhaltungen entstand eine Freundschaft, eine Freundschaft, welche bis zum heutigen Tage anhält und welche noch unzählige Tage weiter anhalten wird. Diese Freundschaft wuchs von Tag zu Tag immer weiter an, bis hin zu einer besten Freundschaft. Der wahrscheinlich größte Tiefpunkt unserer Bekanntschaft, war der Tag, den keiner von uns jemals erleben wollte. Es war jener Tag, nach der siebten Klasse, jener Tag, an dem ich allen bisher gesammelten Freunden den Rücken kehren musste, zumindest lokal gesehen. Ich zog von Thüringen nach Schwabach in Bayern um. Doch während dieser Zeit bewährte sich unser enges Band der Freundschaft, denn sie hielt weiter an. Wir wurden uns gegenüber nicht fremd und verloren uns nicht. Ich hatte das Gefühl, dass wir uns verändert hatten. Jetzt ist mir klar, dass wir erwachsen wurden. Je älter wir wurden, desto fester wurde unsere Freundschaft. Wir fingen an, uns über andere, tiefgründigere Themen zu unterhalten. Wir hätten es niemals für möglich gehalten, dass wir darüber reden und doch taten wir es.

Entfernung ist trotz alledem für jede, auch für eine beste Freundschaft, keine schöne Angelegenheit. Doch ab dem Jahr

2015 mussten wir uns darüber keine Gedanken mehr machen, ich zog glücklicherweise wieder in die Nähe meines besten Freundes, denn ich zog zu meinem Vater. Nun war es wieder möglich in regelmäßigen Abständen etwas zu unternehmen und dies taten wir auch. In diesen, nun jetzt zwei Jahren, festigte sich unsere Freundschaft, unsere Verbundenheit, ins unermessliche und das ist auch gut so. Er ist für mich wie der Bruder, den ich nie hatte, meine bessere und zugleich schlechtere Hälfte, mein treuester Gefährte.
Allerdings mache ich mir bis heute, auch jetzt beim Verfassen dieses Textes tiefste Vorwürfe, dass ich ihn nie so unterstützen konnte, wie ich es gern getan hätte, ihn jeglichen schweren Situationen, welche das Leben, das Schicksal für ihn und mich bereithielt. Und genau jetzt, in diesem Moment, zaubert mir dieser Bengel ein Lächeln ins Gesicht. Er kam eben von einer Familienfeier, bei der er als „Barkeeper" eingesetzt wurde, um 00:27 Uhr und stürmte ins Zimmer rein und beschwert sich darüber, dass zu wenig Gläser da waren und er am heutigen Tage noch keinen Kaffee hatte. Ich kann mich in jeder Sekunde glücklich schätzen, diesen Burschen kennen zu dürfen. Und in sehr vielen Momenten vergisst man ab und zu, dass er ein „Aspi" ist.

Sechste Klasse - Endlich der Nachteilsausgleich

Die sechste Klasse begann, wie die Fünfte endete. Irgendwas mussten wir machen.

Kurz nach den Halbjahresferien, ich war zwölfeinhalb Jahre, stellte mich meine Mutti dann in einer Klinik für Asperger-Autisten vor. Die Psychologen und Pädagogen sind darauf spezialisiert, und vor allem berechtigt, Kinder und Jugendliche zu diagnostizieren, im schulischen Alltag zu betreuen und gegebenenfalls einen sogenannten Nachteilsausgleich auszustellen.

Die Untersuchungen und Tests in der Klinik zogen sich über ein halbes Jahr hin, sodass ich mit Beginn des neuen Schuljahres, zur anerkannten Diagnosestellung, auch zusätzlich einen für mich formulierten Nachteilsausgleich bekam, der für Schulen bindend ist. Das heißt, mir wurden Vorteile gewährt, die meine, durch das Asperger-Syndrom entstandenen Nachteile, ausgleichen sollten, um mir dieselben Möglichkeiten zu geben wie den anderen Schülern.

In meinem Fall beinhaltete der Nachteilsausgleich mehr Zeit bei angekündigten Arbeiten, um mich zu sammeln und vorzubereiten. Außerdem wurden schriftliche Arbeiten, den mündlichen vorgezogen und ich musste keine Vorträge vor der Klasse halten. Ich musste an keinen Teamarbeiten teilnehmen - ich durfte allein arbeiten.
Mir fiel ein Stein vom Herzen, endlich hatte ich schriftlich, dass ein „richtiger" Asperger-Autist (Übereinstimmung über 75%) niemals das Interpretieren erlernen kann. Ich musste fortan nur noch freie Erörterungen, selten textgebunden, erarbeiten, und das betraf im Übrigen nicht nur das Fach Deutsch, sondern auch Geschichte. Ich musste auch keine Karikaturen mehr interpretieren. Unangekündigte Arbeiten konnte ich einmal wiederholen, wenn ich wieder in Panik verfiel. Ich hätte auch alle Arbeiten in einem separaten Raum schreiben können - angekündigt oder nicht angekündigt. Schon aus Angst, vor der Reaktion der anderen Schüler, nahm ich das allerdings nicht in Anspruch. Ich wollte nicht, dass sie von dem Nachteilsausgleich erfahren. Einen Vorteil den anderen gegenüber hatte ich natürlich nicht, denn er hat mir nur geholfen, mit weniger Druck an alles heranzugehen. Die anderen hatten oder haben ja nicht dieses Chaos im Kopf, dieses nicht zu entwirrende Knäuel.

Siebte Klasse - Der Nachteilsausgleich und erste Erfolge

Nun kam der Nachteilsausgleich endlich zum Einsatz.

Eine Zeit lang konnte der Nachteilsausgleich so gehandhabt werden, dass die anderen Schüler davon nichts bemerkten, doch dass ich ab und an mehr Zeit benötigte, ließ sich dauerhaft nicht verheimlichen. Ich konnte nicht beeinflussen, wann ich in Panik verfiel. Es kam manchmal einfach so, ohne einen bestimmten Anlass oder wurde ausgelöst durch eine unpassende Bemerkung eines Lehrers, eine Reaktion eines Schülers oder ein Gedanke, der sich irgendwie in meinem Gehirn verklemmte und meinen Kopf zu einem Gefängnis machte.

Erst während meiner Therapie lernte ich, mit Panik umzugehen und mich selbst zu beruhigen. Ich hatte noch immer keinem, außer Lucas natürlich, gesagt, dass ich ein Aspi bin. Die Schüler waren wütend auf mich, als sie mitbekamen, dass ich mehr Zeit für Kontrollen bekam und auch keine Vorträge vor der Klasse halten musste. Sie dachten, ich bekomme die „Vorteile", weil ich dumm bin und damit mein Abi schaffen sollte. Ich schwieg wie immer und die Lehrer sagten auch nichts, da weder meine Mutti, noch ich, das wollten. Das zog sich hin, bis zum Ende der achten Klasse. Der Einzige, der zeitnah von dem Nachteilsausgleich erfuhr, war Lucas.

Meine Mutti beruhigte mich jeden Tag und sagte: „Schatz, mach dir keinen Stress. Du kannst jede Arbeit nachschreiben und wenn es überhaupt nicht geht, schreibst du die Arbeit in einem separaten Raum. Du kannst doch den Unterrichtsstoff. Vor mündlichen Kontrollen brauchst du auch keine Angst zu haben. Du hast den Nachteilsausgleich. Vergiss das nicht, bleib ganz ruhig. Ich wünsche dir einen stressfreien Tag, mein Schatz. Sollte irgendetwas sein, kannst du mich ja anrufen." Meine Mutti war immer so drauf. Nach einiger Zeit musste ich den Nachteilsausgleich nicht mehr so intensiv nutzen, vor allem nicht bei den Lehrern, die den Nachteilsausgleich ohne Probleme anerkannten. Ich wusste, wenn ich Panik bekomme, habe ich meine Ausweichmöglichkeit, also musste ich mich nicht mehr so unter Druck setzen.

Meine Noten wurden etwas besser. Ich brauchte keine Angst mehr vor den unangekündigten Arbeiten zu haben und auch nicht, dass ich vor der Klasse sprechen musste. Die Schüler waren aber wütend auf mich und piesackten mich noch immer, wo sie nur konnten. Der Einzige, mit dem ich mich näher anfreundete, war Richard. Ich lernte ihn besser kennen, da Lucas ja auch sein Freund war. Bestimmte Charaktereigenschaften hatten Lucas und Richard schon gemeinsam. Beide waren und sind tolerant, loyal, ehrlich, hatten einen ausgeprägten Gerechtigkeitssinn und setzten sich für Schwächere ein. Ebenso wie ich. Lucas wurde mein bester Freund, ich verstand mich super mit ihm, wir hatten die gleichen Interessen und wir verbrachten viel Zeit miteinander.

In den letzten Schultagen der siebten Klasse kam für uns beide die schreckliche Nachricht. Lucas musste mit seiner Mutter in ein anderes Bundesland ziehen. Nicht mal die Ferien konnten wir zusammen verbringen. *Warum ausgerechnet Lucas? Mein bester Freund so weit weg.* Als er von der Nachricht erfuhr, sagte er mir, dass er nicht wegziehen will. Er hatte aber keine Wahl, er musste. Für ihn war das genauso schlimm wie für mich. Wir malten uns aus wann und wie wir uns treffen konnten. Meine Mama bot sofort an, dass Lucas in den Ferien jederzeit zu uns kommen kann oder auch an den Wochenenden, so wie es sich eben ergibt. Sie fand es auch schade, dass Lucas nicht mehr so oft zu mir kommt. Wenn es sich ergab, schlief Lucas auch bei mir. Es hatte sich nichts geändert, ich konnte noch immer nicht bei anderen schlafen.

Meine Familie und Richard versuchten mich aufzufangen, denn sie wussten, wie schwer die Umstellung für mich werden wird.

Mein Papi gestaltete mir die Wochenenden so angenehm wie möglich. Er legte uns manchmal zwei Matratzen in seiner Wohnstube auf den Boden, um gemütlich zusammen einen Film schauen zu können. Meistens lief „Star Wars - the Clone Wars", vorher kochte er uns aber noch einen Pfefferminztee. Wir kuschelten uns zusammen ein und ich kam zur Ruhe. Wir mussten nicht viel reden, wir verstanden uns auch so. Ich liebte es, mit meinem Papi Zeit zu verbringen. Ich fühlte mich bei ihm immer willkommen und aufgehoben.
In der Zeit lernte mein Papa eine neue Frau kennen und meine Mama einen anderen Mann.
Ich hatte sehr viel Glück mit den neuen Partnern meiner Eltern. Die Lebensgefährtin meines Papis war gleich super freundlich und ganz lieb zu mir. Wie immer hatte ich meine anfänglichen Kommunikationsprobleme und reagierte zurückhaltend, aber es dauerte diesmal nicht so lange bis ich anfing, mit ihr zu sprechen. Ich mochte sie ja auch sofort. Papa kannte sie auch schon eine Weile, bis er sie mir vorstellte. Gleich in den Sommerferien fuhren wir gemeinsam an die Ostsee und darauf freute ich mich auch. Das half mir ein wenig über meine Enttäuschung hinweg, die Sommerferien nicht mit Lucas verbringen zu können. Allerdings war da wieder das Problem mit meinem Rexi, den konnte ich nicht mitnehmen. Meine Mama versprach mir hoch und heilig, dass sie mich anruft, wenn mein Rexi nichts mehr frisst und er zu große Sehnsucht nach mir hat.
Papa sagte mir rechtzeitig wann und wohin die Reise gehen sollte, sodass ich mich vorbereiten konnte. Es ging ja an die Ostsee - Störtebeker Festspiele, Sommer, Sonne und Strand. Toll! Naja, mit den beiden Söhnen von Papas Freundin hatte ich noch so meine Schwierigkeiten. Sie waren ein paar Jahre

jünger als ich, aber die Freundin von Papa hatte sehr viel Geduld mit mir. Ich genoss die Zeit und obwohl ich ein ausgesprochenes „Heimchen“ war, wie meine Mama immer sagt, hielt ich es durch, eine Woche außer Haus zu schlafen. Rexi überlebte es auch allein bei meiner Mama, inzwischen hatten sich die beiden aneinander gewöhnt und er durfte sogar immer in meinem Bett schlafen.
Ich glaube, ich hatte schon erwähnt, dass ich weder bei meinen Freunden schlief, noch bei meinen Großeltern und auch selten bei meinem Papa, wenn normale Besuchswochenenden waren. Spätestens in der Nacht musste Mama mich abholen.
Jedenfalls freute sich Mama, dass ich die Woche durchhielt und sie war überglücklich, als sie erfuhr, dass ich die Freundin von Papa ganz lieb fand und ich mich super mit ihr verstanden habe. Mama fiel ein Stein vom Herzen. Es wäre eine Katastrophe gewesen, wenn ich sie oder sie mich, nicht gemocht hätte.

Noch eine Anmerkung zu unserer Mutti. Wir konnten und können unsere Freunde immer mit nach Hause bringen, das kennen wir gar nicht anders. Sie versteht sich mit fast allen. Unsere Freunde betüddelt sie ebenso wie uns. Erst wenn alle mit Essen und Kaffee versorgt sind, gibt sie Ruhe. Bei Bedarf sorgt sie noch für ausreichende Schlafplätze. Es muss allen gut gehen, dann ist sie auch zufrieden. Ich glaube, für einige meiner Freunde war und ist das schon anstrengend, aber inzwischen haben sich alle daran gewöhnt. Meinem Bruder ging es nicht anders. Inzwischen fragen unsere Freunde gleich bei meiner Mutti an, ob sie auf einen Kaffee vorbeikommen können. Sie ist immer da, wenn sie gebraucht wird und ich weiß, dass sie das gern macht. Was meine Mutti nicht will, macht sie auch nicht. Sie ist ja auch so schrecklich direkt. Vor allem hier zu Hause ist sie schon manchmal schräg drauf.

Meine Freunde kommen aber gut mit ihr klar und wissen inzwischen, wie sie tickt. Am lustigsten ist es, wenn sie versucht einen unserer Freunde, mit Namen anzusprechen. Mama zählt alle Namen auf, die sie kennt. Erst wirklich erfreut: „Hallo, ähm, Lucas, Richard, Leo, Tobi, Günter, Andreas…“ und dann schaut sie alle hilfesuchend an, nach dem Motto: „Sag schon, war der richtige Name dabei?“ Ich glaube ihr Gehirn und die Sprachausgabe gehen nicht immer konform. Man muss schon mitdenken, wenn sie spontan etwas sagen möchte. In ihrem Hirn scheint ein echtes Chaos zu herrschen.

In den Ferien verbrachte ich auch ab und zu Zeit mit Richard allein. Er war sogar darauf bedacht, mich in die Gemeinschaft zu integrieren. Da waren aber wieder meine Probleme. *Lucas ist doch mein bester Freund und wenn ich mich jetzt mit Richard näher anfreunde, fühlt sich Lucas benachteiligt. Aber mit Richard verbringe ich sehr gern Zeit, er hat ähnliche Interessen wie ich. Was soll ich machen? Lucas wird erfahren, dass ich mich mit Richard treffe, die beiden sind ja auch befreundet. Ich möchte nicht, dass Lucas denkt, dass ich ihn nicht mehr zum Freund haben will. Er denkt vielleicht, ich vergesse ihn und ersetze ihn durch Richard.*

Im Nachgang betrachtet waren es völlig abstruse Gedanken. Zumal Lucas inzwischen knapp 200 Kilometer weit weg wohnte. Richard hingegen war noch in meiner Klasse. Ich hatte ein schlechtes Gewissen. Lucas und ich hielten Kontakt durch WhatsApp, gemeinsame PC-Spiele, Telefonate oder er besuchte mich in den Ferien. Meine Mutti freute sich auch immer, wenn Lucas für einige Tage bei uns zu Besuch war. Er war und ist pflegeleicht, wie Mutti immer sagt. Auch Richard erzählte ich später, dass ich ein Aspi bin und von meinem Nachteilsausgleich. Ihm konnte ich ebenfalls vertrauen. Ich verbrachte ja auch gern Zeit mit ihm.

Diesen Gedanken, einen Freund zu vernachlässigen, hatte ich im Übrigen noch sehr lange, auch als ich später in die Gruppe integriert wurde. Ich fühlte mich immer unter Druck gesetzt. Wenn ich etwas mit einem Freund oder Freundin unternahm, fühlte ich mich verpflichtet auch mit den anderen wegzugehen. Ich hatte Angst, sie fühlen sich sonst benachteiligt. Über das Thema reden, hätte sicher vieles einfacher gemacht, doch dazu war ich zu dem Zeitpunkt noch nicht in der Lage.

Achte Klasse - Eine Lösung für meine Probleme

Kommen wir zu dem Freund meiner Mama. Wie erwähnt, ich hatte auch mit ihm Glück. Mein Bruder, Rexi und ich mochten ihn sofort - Mama sowieso. Leider war er nur an den Wochenenden bei uns, aber die Zeit genossen wir mit ihm. Durch seine freundschaftliche, ruhige, lustige und liebevolle Art fühlten wir uns alle wohl in seiner Nähe. Für meinen Bruder und mich, war er ebenso ein guter Gesprächspartner, wie für meine Mama, denn er konnte uns fast jede Frage beantworten, die wir stellten. Auch er hatte einen Sohn, mit dem sich mein Bruder aber viel besser verstand als ich. Ich glaube, der Sohn und ich waren uns einfach zu ähnlich, um uns in dem Alter problemlos verstehen zu können. Meine Mama mochte den Sohn aber sofort, sie hatte ihn gleich in ihr Herz geschlossen. Mamas Freund nahm uns häufig mit in die sächsische Schweiz zum Klettern. Er war sich dessen sicher gar nicht so bewusst, aber er half mir sehr, mein Selbstbewusstsein aufzubauen. Außerdem war er auf eine sehr niveauvolle Art lustig und das Allerwichtigste war natürlich - unserer Mama ging es gut. Noch nie haben wir sie so glücklich und entspannt erlebt. Ach ja, sogar Rexi durfte mit auf der Couch kuscheln und in ihr Bett, denn Mamas damaliger Freund führte das so ein. Mama lächelte nur darüber. Auch das war eine Umstellung für uns alle, denn so locker kannten wir sie nicht. Mein Bruder sagte, sie sei „weich“ geworden, auch anderen gegenüber. Ich könnte seitenweise über die Zeit mit ihm schreiben, aber ich Möchte momentan nicht mehr dazu schreiben, als dass wir uns alle wohlfühlten und glücklich waren.

Im familiären Umfeld war für mich zum Glück alles in Ordnung. Der Schulstress und das Wissen, dass mich meine anderen Mitschüler nicht mochten, waren schlimm genug für mich.

Ich resignierte und am liebsten wäre ich nie wieder in diese Schule gegangen. Ich wollte nicht mehr zu der Psychologin gehen, denn ich war der Meinung, sie konnte mir auch nicht helfen. Die anderen reagierten nicht so, wie Mutti und die Psychologin, mir das erklärten. Alles war so anstrengend und ich fühlte mich mit allem völlig überfordert. Ich konnte mich in der Schule noch weniger konzentrieren. Die Schüler mieden mich. Lucas war nicht mehr da und ich hatte Angst Richard als meinen besten Freund zu sehen, obwohl ich mich wirklich gut mit ihm verstand.
Der Unterricht war furchtbar anstrengend, außer in Mathe und Chemie, denn diese Fächer unterrichtete meine Klassenlehrerin. Die meisten Lehrer sind nicht so beständig und sie machten manchmal Bemerkungen, die sie nicht so meinten. Wie so oft konnte ich die nicht einordnen. Nicht alle Lehrer akzeptierten, ohne herablassende Kommentare, meinen Nachteilsausgleich. Ich hatte diesen ewigen Kampf satt. Mittlerweile hatten alle Schüler mitbekommen, dass mir ein Nachteilsausgleich gewährt wurde. Mir war es völlig egal, ob sie wussten, dass ich ein Aspi bin oder ob sie mich für dumm hielten. Ich schwieg nach wie vor.

Mutti und die Psychologin versuchten mir immer wieder begreiflich zu machen, dass nicht die anderen sich ändern müssen, sondern dass ich mich ein bisschen anders verhalten müsste. Ständig wollten sie mir klarmachen, dass ich ein besonderer Mensch und sehr intelligent bin. Irgendwann würde ich die Freunde finden, die mich so mögen, wie ich bin.

Mitte der 8. Klasse sollte sich alles ändern. Ich wollte nun unbedingt ein Medikament haben, welches mich unterstützen sollte, mich besser konzentrieren zu können. Meine Mutti war nicht begeistert. Wir führten endlose Diskussionen. Doch dann willigte sie ein. Ich bekam Strattera, ein Medikament zur Förderung der Konzentration. Schon nach einer Woche zeigte es seine Wirkung, ich konnte mich konzentrieren. Mein Verhalten zu den anderen änderte sich. Ich konnte endlich einen Großteil meines Wissens nutzen. Zwar waren meine Ängste nicht verschwunden, aber ich konnte den anderen zeigen, dass ich nicht dumm bin. Außerdem änderte sich logischerweise der Unterrichtsstoff. Endlich Mathematik für mich - Denkaufgaben, Rechnen mit Variablen, Stochastik, Kompetenztests. In jedem Fach bekam ich bessere Noten. Naja, die anderen mochten mich noch immer nicht, denn sie hielten mich für arrogant und hochnäsig. Ich war nur der Klugscheißer. Für mich änderte sich aber schon etwas, denn ich begriff langsam, dass ich nicht dumm bin. Ich konzentrierte mich nicht mehr so sehr auf die Mitschüler und darauf, dass ich unbedingt Freunde wollte. Ich konzentrierte mich auf den Unterricht. Antworten gab ich aber nach wie vor nicht. Das traute ich mich noch nicht.

Mein Aspi, seine Mutter und ich

Kommentar von Richard:

Als ich Leo kennengelernt habe, beschrieb ihn das Adjektiv „anstrengend“ vermutlich am besten. Er hatte eine Art, mit der niemand aus unserer Klasse zurechtgekommen ist. Leo legte eine sehr arrogante, besserwisserische Umgangsweise mit anderen an den Tag, die vor allem in Gesprächen, wenn

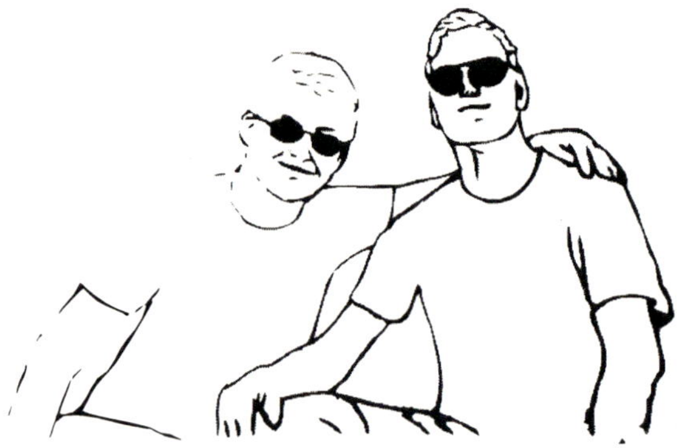

er sich überhaupt mal an solchen beteiligte, sehr lästig war. Außerdem präsentierte Leo seine Meinung immer als die Richtige, als ob er mehr über das Thema wüsste als alle anderen Beteiligten, aber niemand glaubte ihm das, da er sich so überheblich und wirr ausdrückte und deshalb einfach nur uninformiert wirkte.

Oft räusperte er sich auf eine merkwürdige Art und Weise, wenn er sprach, im Unterricht saß oder in der Pause - also eigentlich immer. Es hat einfach nur gezwungen gewirkt und störte jeden. Als Kind sieht man dafür ja noch keinen Grund. Mit voranschreitender Zeit wurde Leo etwas sozialer und man konnte einigermaßen mit ihm reden. Da man im Unterricht auch öfter in Partner- oder Gruppenarbeiten zusammenarbeiten musste, zugegeben am Anfang sehr unwillig, fing man an, sich mehr mit ihm zu unterhalten. Zuerst war es sehr schwer, es war die Zeit, als Leo noch nicht richtig aktiv am Unterricht teilgenommen hat. Dadurch sind einige Teamarbeiten zu Soloprojekten geworden. Man musste auch

immer noch den Teil von ihm, mehr oder weniger, ein zweites Mal bearbeiten, da man sich nie sicher sein konnte (oder zu mindestens das Gefühl hatte), dass er es nicht richtig gemacht hatte.
Später verstand man sich besser. Durch Lucas, den ich schon aus der Grundschule kannte, kam ich auch öfter in Kontakt mit Leo, da er anfing sich mit ihm anzufreunden.
Dadurch haben wir begonnen miteinander zu reden und gemerkt, dass doch gemeinsame Interessen bestehen - man hat gerne gezockt und sich für Filme interessiert. Herr der Ringe und Star Wars waren und sind das Beste. Dadurch kamen wir immer öfter zu verschiedenen Themen ins Gespräch. Diskussionen mit Leo konnten aber trotzdem sehr anstrengend sein. Seine Meinung war für ihn immer noch unabdingbar die richtige, das konnte mich in den Wahnsinn treiben. Vermutlich war ich selbst nicht der einsichtigste Mensch der Welt, aber Leo hätte man manchmal noch einen Mord beweisen müssen, wenn eine Leiche auf dem Boden liegt und jemand mit blutigem Messer daneben steht und sagt: „Ich war's."
Wenn etwas nicht in sein Weltbild, sein Verständnis passte, war Leo unerschütterlich in dieser Ansicht.
Ich hätte uns damals schon als Freunde bezeichnet, aber nicht unbedingt als gute. Der Kontakt ist mehr oder weniger nur durch Lucas zustande gekommen und am Anfang war ich davon auch nicht wirklich begeistert. Ich hatte das Gefühl, ich würde Lucas an ihn verlieren. Nüchtern betrachtet passten die beiden aber auch viel besser zusammen. Wir hatten irgendwie eine „On-Off-Dreiecksbeziehung". Meistens haben sich zwei aus unserer Gruppe gut verstanden und einer war der Ausgeschlossene - und da Gefühle ja so etwas wundervoll Wechselhaftes sind, haben wir oft hin und her gewechselt. So war es auf eine abstruse Art und Weise wieder fair - nur der Dritte, hat das in dem Moment sicher nicht so gesehen.
Am Ende der 7. Klasse ist Lucas weggezogen. Dadurch sind

Leo und ich uns näher gekommen, da es jetzt ja nur noch uns zwei gab. Wir haben uns öfter auch mal außerhalb der Schule getroffen und man fing an mehr miteinander zu reden. In den früheren Klassen hatte mir Leo mal erzählt, dass er ADHS hatte und deswegen so „komisch" war. Da wir uns jetzt aber viel besser verstanden haben (oder er es vielleicht auch erst jetzt selbst besser wusste), erklärte er mir, dass er ein Asperger-Autist ist und sich deshalb so verhält, wie er sich eben verhält und durch den Nachteilsausgleich uns gegenüber entsprechende „Vorteile" hatte. Dadurch, dass ich nun die Hintergründe kannte, habe ich Leo und die Situationen, die er manchmal in der Klasse durchleben musste, viel besser verstanden.
Ich wusste auch, dass er nicht wollte, dass das jemand aus der Klasse weiß, aber irgendwie dachte ich mir auch immer, dass es besser wäre, wenn die anderen die Hintergründe kennen würden. Schließlich bekamen sie so nur mit, dass er irgendwelche Vorteile hatte, die sie nicht hatten und sich manche so sehr missgünstig ihm gegenüber verhalten, hatten - sogar bis zum Ende der 12. Klasse. Das waren aber auch ein paar ganz besonders „nette" Menschen.
Es gab auch eine Zeit, in der ich Leo wirklich beneidet hatte. Wir waren immer noch gute Freunde, aber es war auch die Zeit in der man sich nach irgendwie „mehr" sozialem Kontakt gesehnt hatte. Lucas hatte unsere Klasse mal wieder besucht und da war Leo mit ihm und ein paar anderen Mitschülern unterwegs - abends rausgehen, Freibadbesuche und sich außerhalb der Schule mit Freunden treffen - der Traum eines jugendlichen Lebens. Und auch als Lucas wieder weg war, traf sich Leo weiterhin mit diesen Leuten. Ich kannte das damals alles noch nicht und war wirklich neidisch auf ihn, dass er diese Erfahrungen machte. Zwar mit einer sehr „ätzenden" Gruppe an Personen, aber er hatte das alles und ich halt irgendwie nicht.
Dass das nicht das Weiße vom Ei war (Eiweiß schmeckt viel

besser als Eigelb) habe ich auch erst sehr, sehr viel später durch Zufall erfahren.
Trotzdem war Leo eben damals immer bei ihnen, auch in der Schulzeit und wir hatten nicht mehr so engen Kontakt. Ich habe deshalb andere Leute aus unserer Klasse besser kennengelernt und da wir uns gut verstanden haben, mich angefangen mit ihnen zu treffen. Später hat Leo auch angefangen mehr mit uns zu machen. Bei den anderen hat man ihn nicht mehr so oft gesehen.
Wir haben uns wieder viel besser verstanden und mehr zusammen unternommen. Ich konnte zu ihm, als durch ein Hochwasser unsere Straße unter Wasser stand. Dass ich ein paar Tage bei ihm zu Hause gewohnt habe, war kein Thema für ihn und seine Mutter. Mit ihr hab ich mich auch sofort super verstanden. Sie muss zwar manchmal ihre vielen Gedanken im Kopf etwas sortieren, ist aber einfach nur unglaublich nett und man kann mit ihr über eigentlich alles reden - man hat sich nie fehl am Platz oder unerwünscht bei Leo zu Hause gefühlt.
Er war einer der Menschen, mit denen ich die Jugendzeit durchlebt habe.
Ich hab ihn schon längst als einen meiner besten Freund gesehen. Dass er ein Aspi ist, war in meinem Kopf schon lange unter den Tisch gefallen. Er war einfach Leo mit seinen Ecken und Kanten und den Facetten, die ihn eben ausgemacht haben. Auch wenn manche davon sehr anstrengend sein konnten. Musik war (und ist) uns allen sehr wichtig und Leo hatte in unserem Freundeskreis am meisten in eine Bluetooth-Box investiert. Also nutzen wir sie auch immer, für das musikalische Ambiente unserer Treffen. Aber auf Leos Box läuft eben auch meistens nur Leos Musik. Die Kraft, die nötig ist, für die Überzeugungsarbeit, dass man auch mal ein Lied eigener Wahl anmachen darf, muss lange gesammelt werden. Deswegen nennen wir ihn in so einem Moment immer spaßhaft „Musik-Nazi“. Im Endeffekt stört das auch nicht groß, da wir alle einen sehr ähnlichen Musikgeschmack haben. Aber

es hat immer mal wieder jemand die Schnauze voll und ruft deshalb eine eigene, unabhängige Musikrepublik ins Leben und bringt einfach seine eigene Box oder Kopfhörer mit - die werden dann aber meistens auch schnell von faschistoiden Führungsstilen heimgesucht - wir sind alle keine Heiligen, wenn es darum geht die „eigene“ Musik zu hören.
Eine andere Art von Leo macht mir immer mal wieder zu schaffen. Er kann sehr ehrlich sein - brutal ehrlich. Eigentlich eine sehr schöne Eigenschaft einer Person, aber wenn er einem, zum Beispiel direkt ins Gesicht sagt, dass er einen mag, aber das Lucas in der Freundschaftsskala eben immer über einem stehen wird, konnte das sehr verletzend sein.
Das erkannte er aber meistens nicht. Auch heute ist das noch so. Es fällt ihm oft sehr, sehr schwer zu erkennen, wie verletzend manche seiner Aussagen oder Handlungen mir gegenüber sind - manchmal erkennt er es auch gar nicht. Dann brauche ich eine „Pause von Leo“, da es oft Dinge sind, die ich einem Freund nicht zutrauen würde. Ich weiß in solchen Situationen aber einfach nicht, wie ich damit umgehen soll.
Es fällt mir sehr schwer, mir nur mantraartig ins Gedächtnis zu rufen: „Er ist ein Aspi. Er kann nichts dafür“, wenn ich ihn eigentlich am liebsten, in Grund und Boden schreien würde, für die Sachen, die er mir manchmal antut.
Deswegen ziehe ich die Pause vor. Leo denkt dann zwar (vermutlich) immer, dass ich einfach nur ein Arsch bin und nachtragend wäre, weil ich in dem Moment keinen Kontakt mehr zu ihm will, aber ich kann damit meistens einfach nicht anders umgehen. Es ist wirklich immer das genaue Gegenteil von leicht für mich.
An mir gibt es aber sicher auch ein paar Angewohnheiten, die Leo nicht immer eine gute Zeit beschert haben. Man versteht sich trotzdem irgendwie - mal mehr, mal weniger, mal gar nicht.
Mit ihm hab ich mich auch das erste Mal so richtig betrunken, mit einer schlimmen Whisky-Cola-Mischung, umgefüllt in eine

leere 1,5 Liter Wasserflasche - aber der Geschmack war für zwei 16-Jährige dabei ja nicht das Entscheidende. Man war füreinander da, als Gott und die Welt einfach scheiße waren (mit Gott versteh ich mich immer noch nicht, aber die Welt wurde wieder besser). Man hat sich in der Schule geholfen, wenn irgendwas nicht so gelaufen ist, wie es eigentlich sollte. Hat zusammen den peinlichsten Film aller Zeiten für eine Hausaufgabe gedreht und irgendwie das spektakuläre Abenteuer erste Liebe des jeweils anderen miterlebt.
2017 haben wir zusammen das Abitur überlebt, sind immer noch gute Freunde und sehen uns regelmäßig in unserem Leben, zu welchem Anlass auch immer, wieder.
Gerade in diesem Moment sitze ich in Leos Wohnzimmer, höre Musik mit Kopfhörern und tippe diesen Text auf dem alten Laptop seiner Mutter. Die Stimmung ist angespannt, weil sich gerade alle über Politik gestritten haben - ich finde, das fasst eigentlich alles sehr gut zusammen.

Neunte Klasse - Voll in der Pubertät

Wie das in dem Alter so ist, war ich leider zu der Zeit, Anfang der neunten Klasse, schnell zu beeindrucken und zu beeinflussen, glaubte prinzipiell alles und konnte nichts differenzieren. Was sicher für normale pubertierende Jugendliche schon schwer ist, war für mich noch viel schwerer. Ich fing an, mit einer Gruppe von Schülern zu reden, bei der ich dachte, sie würden mich akzeptieren. Ich wollte zu ihnen gehören, sie waren in meinen Augen cool. Mir gegenüber taten sie auch so. Und sie wollten sich sogar nachmittags mit mir treffen. Wie ich so war, nahm ich das natürlich für bare Münze. Die anderen machten sich aber nur über mich lustig. Selbsterklärend, hinter meinem Rücken. Warum sind manche so? Für mich war sowas absolut nicht verständlich. Ich frug sie, ob ich etwas mit ihnen unternehmen kann oder ob sie mich zu Treffen mitnehmen. Sie sagten ja und haben mich dann versetzt oder bestellten mich an einen anderen Ort. Ich war an dem ausgemachten Treffpunkt, nur die anderen eben nicht. Auf die Frage von mir, wo sie denn bleiben, bekam ich entweder keine Antwort oder sie sagten, dass sie doch zu Hause bleiben. Erst viel später bekam ich dann mit, dass sie sich einen Spaß daraus machten, mich für dumm zu verkaufen. Natürlich zog ich mich zurück, das war aber erst im zweiten Halbjahr der zehnten Klasse.

Schule klappte super mit den Tabletten

Auf jeden Fall konzentrierte ich mich weiter auf den Unterricht. Ich begann den Lehrern zu antworten. Mit den Tabletten funktionierte das super. Keiner, außer meiner Klassenlehrerin wusste, dass ich ein Medikament zur Konzentrationssteigerung nahm.
Die Medikamente waren wirklich gut, ich zählte nicht mehr die Blätter an den Bäumen, die vor dem Klassenraum standen. Ich beschäftigte mich auch nicht mehr mit meinen Stiften. Meine Gedanken konnten dem Unterricht folgen, ich ließ mich nicht mehr ablenken und kümmerte mich auch nicht mehr so um die Belange der anderen. Zuerst antwortete ich den Lehrern, wenn ich gefragt wurde und später meldete ich mich sogar. Da ich wusste, dass ich mich jetzt besser konzentrieren kann, war ich mir auch sicher, dass meine Antwort richtig ist.

Bevor ich die Tabletten nahm, dachte ich, da ich mich nicht konzentrieren kann, sind logischerweise meine Antworten auf Fragen zum Unterrichtsgeschehen falsch. Ich hatte ja nicht so intensiv zugehört. Als ein anderer Schüler antwortete, musste ich dann allerdings immer wieder feststellen, dass meine Antwort auch richtig gewesen wäre. Aber ich war mir eben nicht hundertprozentig sicher. Obwohl ich mir irgendwie unterbewusst schon sicher war, alles mitbekommen zu haben, denn in den schriftlichen Arbeiten waren die Antworten ja auch richtig. Genauso war es auch mit unangekündigten Leistungskontrollen. Ich verfiel ohne Nachteilsausgleich in Panik, die Fragen nicht richtig beantworten zu können. Mit den Tabletten musste ja alles viel besser klappen, denn ich konnte mich voll und ganz auf das Unterrichtsgeschehen konzentrieren.

Kurz nach den Halbjahresferien der neunten Klasse waren meine Tabletten alle. Ich wurde gleich wieder hektisch und bat meine Mutti, ein neues Rezept zu besorgen. Gleich kam der Kommentar von mir: „Ich bekomme sonst wieder schlechte Noten. Mama, du weißt, ich kann mich ohne die Tabletten nicht konzentrieren. Kannst du bitte gleich morgen ein Rezept holen und dann die Tabletten?“ Meine Mutti reagierte anders als erwartet. „Leo setz dich bitte mal zu mir. Ich muss mit dir reden“, sagte sie. Ich wurde gleich panisch: „Mama, sag mir nicht, du willst nicht, dass ich die Tabletten weiter nehme. Das kannst du mir nicht antun. Mama, nein, bitte, das machst du nicht.“ „Leo jetzt bleib bitte mal ruhig. Setz dich bitte zu mir oder wollen wir auf den Balkon gehen und reden?“, antwortete sie. Ich diskutierte einfach weiter: „Mama? Darf ich die Tabletten weiter nehmen oder nicht? Ich will jetzt eine Antwort darauf.“ Mama sprach ruhig auf mich ein: „Leo, können wir jetzt bitte in Ruhe reden? Lässt du mich reden? Ich möchte dir was erklären. Ich möchte dir nichts wegnehmen.“ Ich schaute Mama ängstlich und nervös an. Sie redete weiter: „Habe ich schon mal was gemacht, was dir geschadet hat?“ „Nein, warum? Aber du weißt gar nicht, wie das ist, ohne Tabletten. Wenn man sich nicht konzentrieren kann“, antwortete ich. Meine Mama stand auf und sagte: „Komm Prinz, jetzt setz dich mal hier hin. Du kannst, wenn du etwas nicht verstehst, fragen, oder erstmal in dein Zimmer gehen. Aber bitte hör mir mal zu.“ Mutti holte etwas aus dem Schrank und legte es auf den Küchentisch. Meine Kapseln und eine Dose dazu. „Leo? Du nimmst jetzt ein Jahr die Tabletten und sie haben dir sehr gut geholfen. Möchtest du nicht vielleicht versuchen, ohne sie auszukommen?“ Ich reagierte sofort: „Nein, auf keinen Fall. Ich bekomme dann wieder nichts auf die Reihe und sitze in der Stunde und lasse mich von allem ablenken.“ „Bitte Leo, sei mir nicht böse. Du weißt, dass ich von den Medikamenten nicht begeistert bin. Komm mal her“, versuchte Mama mir zu erklären. Mama setzte sich mir gegenüber und legte ihre Hände auf meine Unterarme. Sie sprach zu mir: „Versprich mir bitte, dass du versuchst, mir bis zum Schluss zuzuhören und dann höre ich dir zu. OK? Du brauchst keine Angst zu haben, wir finden immer eine Lösung." Ich ahnte, was jetzt kommt und fiel ihr sofort ins Wort: „Mama nein, du brauchst mir jetzt nicht mit Verständnis zu kommen oder dass du die Schule auch ohne Tabletten überlebt hast. Du kannst mir alles erklären, aber nicht, dass ich die Tabletten nicht mehr nehmen darf." Mama erklärte mir immer wieder, dass ich ihr doch erstmal zuhören sollte und ich entgegnete ihr zigmal in allen Versionen, die mir einfielen, dass ich ohne die Tabletten nicht mehr in die Schule gehen kann. Ich lief wieder die ganze Zeit hin und her. Bis Mama endlich anfangen konnte mir das zu sagen, was sie mir sagen wollte, verging mindestens eine weitere viertel Stunde. Ich gab ihr mein Wort zuzuhören. Mama fing an zu erzählen: „Leolein, ich war von Anfang an gegen die Tabletten, denn ich war immer der Meinung, dass du sie überhaupt nicht brauchst." Sie sah mir an, dass ich wieder anfangen wollte zu diskutieren und setzte schnell fort: „Leo, bitte warte mal ab, nicht gleich wieder abschweifen in deine Gedankenwelt. Hör mir bitte bis zum Schluss zu. OK?" Nach einer Weile konnte sie weiterreden: „Ich wusste aber auch, dass du ohne die Sicherheit, Tabletten zu nehmen, nicht aus deinen Gedanken kommst. Nach langer Diskussion willigte ich ja im letzten Jahr ein. Du erinnerst dich? Ich hatte riesen Angst vor den Nebenwirkungen. Ich sprach mit unserer Kinderärztin und auch der Psychologin. Ich wollte dir kein Strattera oder ähnliches (der Wirkstoff ist ja bei fast allen Medikamenten zur Konzentrationssteigerung gleich - Methylphenidat) geben. Ich kaufte Leerkapseln und befüllte selbige mit Traubenzucker. Dich aber ließen wir in dem Glauben, ein Medikament zu nehmen, welches deine Konzentration steigert. Es war ein gewagter Versuch und ich nahm das ganze Risiko auf meine Kappe. Alle die eingeweiht waren, glaubten nicht daran, dass es funktioniert. Ich schon. Die Idee stammt im Übrigen nicht von mir, sondern von einem Bekannten, er praktizierte selbiges mit seiner Tochter. Ich wusste, dass es klappt und war mir hundertprozentig sicher.

Mein Prinz, ich kenne dich und ich wusste, dass du ohne Tabletten alles schaffst. Du musstest dein Selbstbewusstsein aufbauen und da du dir nichts zugetraut hast, hast du dich an die Tabletten geklammert. Du dachtest du brauchst Hilfe." Ich war schockiert und konnte erstmal gar nichts sagen. Ich wollte und konnte nicht glauben, dass ich keine richtigen Tabletten bekam. Placebos sozusagen. Nachdem ich durch die Wohnung gelaufen bin und wirres Zeug geredet hatte - ich schimpfe häufiger mal vor mich hin - konnte ich wieder zu meiner Mama gehen. Nach einer Weile fragte ich sie: „Wie konntest du dir so sicher sein, dass es bei mir funktioniert?" Meine Mama antwortete: „Deine Blockade war im Kopf, du hattest Angst. In dem Moment, als du begonnen hast, die Tabletten zu nehmen, hattest du Unterstützung und sie wirkten, weil du es wolltest. Hätten sie nicht funktioniert, hätte ich früher das vermeidliche Medikament abgesetzt. Du wolltest, dass sie wirken. Leo, du allein hast das alles geschafft. Nur du! Keine Medikamente, keine Mama, keine Psychologin. Nur du! Du hast nie an dich geglaubt - ich schon. Jetzt weißt du, was du alles kannst. Bitte sei mir nicht böse, dass ich dich angelogen habe. Ich wollte dich vor den Tabletten bewahren. Leo mein Schatz, du kannst viel mehr als du dir zutraust." Ich glaube, die letzten Sätze hörte ich gar nicht mehr richtig. Ich war völlig durch den Wind. Placebo-Effekt? Meine Gedanken kreisten, Chaos im Kopf. Die Gedanken formten sich zu einem Knäuel. *Waren das wirklich nicht die Tabletten? Wie soll ich das allein gemacht haben? Ohne Hilfe. Das geht nicht. Mutti will mich bestimmt nur beruhigen. Ich habe mit Sicherheit die ganze Zeit Medikamente zur Konzentration bekommen. Sie will nur nicht, dass ich sie weiter nehme.*

Mutti schaute mich fragend an: „Was geht in deinem Kopf vor sich? Was denkst du gerade?" Ihr ahnt sicher schon, dass mir meine Mama meine Gedanken vorbetete. Manchmal war ich echt froh darüber, dass ich ihr nicht alles sagen musste. Es gab aber auch Momente, in denen ich das gruselig fand. Das geht mir noch heute so. Zu neunzig Prozent weiß sie, was ich denke und wie ich mich fühle.

Mama sprach weiter: „Ach Leo, ich weiß genau wie es dir jetzt geht und du noch immer an dir zweifelst. Aber das musst du nicht. Bist du nicht ein wenig stolz auf dich? Schau mal, du hast das alles allein geschafft. Du hast dich konzentriert, im Unterricht mitgearbeitet und dich mit Mitschülern unterhalten. Du kannst viel, viel mehr, als du dir zutraust. Also wenn du möchtest, kannst du die Tabletten weiter nehmen.“ Wir lachten und befüllten aus Spaß die Leerkapseln mit Traubenzucker. Ich brauchte noch einige Zeit, um das alles zu verarbeiten. Aber irgendwie war ich schon ein wenig stolz auf mich. Auf das, was ich alles kann, nur mit dem Glauben, dass die Tabletten für mich Probleme lösen. Ich überlegte, wie es weitergehen soll. Später kam Mutti noch mal zu mir und fragte mich, ob ich denn die vermeidlichen Tabletten vorerst weiternehmen möchte. Ich verneinte. Ich wollte das ab jetzt allein schaffen und ich schaffte das auch.

Es blieb so, ich konnte mich nach wie vor konzentrieren, denn ich verhielt mich wie in der Zeit, als ich das vermeintliche Strattera nahm.
Schule fing an Spaß zu machen und mein Selbstbewusstsein wuchs, denn ich wusste ja, dass ich den Unterrichtsstoff schaffe, auch ohne Tabletten. Außerdem wurde der Unterricht anspruchsvoller und das machte mir Spaß. Natürlich nicht in allen Fächern, aber alles was mit Naturwissenschaften zu tun hatte, gefiel mir. Sprachen waren ja nicht so mein Steckenpferd. Ich wählte in der fünften Klasse, als zweite Fremdsprache Französisch. Im Nachhinein stellte sich das als Fehler heraus. Zum Glück konnte ich in der neunten Klasse als dritte Fremdsprache Latein wählen. Endlich wieder ein Lichtblick. Englisch war ja auch nicht so einfach.

Die Sprache selbst ist kein Thema, aber leider mussten wir auch in Englisch interpretieren, aber irgendwie wurde da mein Nachteilsausgleich nicht anerkannt. Manchmal ist der Bürokratismus in Deutschland wirklich kaum noch in Worte zu fassen. Im Nachteilsausgleich steht, dass es einem Asperger-Autist nicht möglich ist, zu interpretieren. Es wird erbeten in Deutsch und Geschichte anstatt einer Interpretationen, eine freie Erörterung als Aufgabe zu geben. Da aber am Anfang des Schuljahres weder die Klinik noch ich, wussten, dass in Englisch auch Interpretationen zum Thema werden, stand das Fach nicht explizit mit in dem Schreiben. Man glaubt es kaum, aber ich sollte extra noch mal in die Klinik fahren und mir für das Fach Englisch einen Nachteilsausgleich holen. Es könnte ja sein, dass ich in Englisch Texte interpretieren kann. Warum? Wieso begreifen Leute nicht, wenn dort steht, dass ein Aspi nicht interpretieren kann, er das eben nicht kann. Daran ändert die Sprache ja auch nichts.
Das waren dann wieder die Momente, in denen ich auch die Lehrer anging und auf alles schimpfte, denn das ist doch echt eine Verdummung. Ich stellte in so einem Moment ernsthaft alles in Frage. Ich verlangte irgendwie auch, dass man sich kurz mit der Krankheit beschäftigte. Wenn man bei Google eingibt: „Asperger - Interpretation“ bekommt man auf jeder Seite mitgeteilt, dass er das nicht erlernen kann, sei denn, die Ausprägung ist ganz minimal. Bei mir war ja aber alles Genauesten aufgeführt. Ich verstand die Welt nicht mehr und legte mich mit den Lehrern an.
Leider kommt man gegen den Bürokratismus nicht an und so mussten wir für das kommende Schuljahr einen neuen Nachteilsausgleich, mit allen Eventualitäten, holen. Ich persönlich würde es für sinnvoller halten, bestimmte Krankheiten zu differenzieren. Das Asperger-Syndrom zum Beispiel ist nicht heilbar. Hey, da könnte ein Nachteilsausgleich ja dauerhaft gültig sein. Die Beschäftigungstherapie für

Ärzte und Patienten muss nicht sein. Die Ärzte könnten sich mit wirklich wichtigen Dingen beschäftigen und nicht sinnlose Schreiben ausfüllen, die sich immer wiederholen. Vielleicht liest das Buch ja jemand, der sich mal damit auseinandersetzen möchte und eine vernünftigere Lösung für nicht heilbare Krankheiten findet. Die Familien haben echt schon genug Probleme. Manche Schikanen sind wirklich vollkommen überflüssig!
Eltern, Psychologen und die Kinder sind froh über jede Erleichterung und über jeden Fortschritt im sozialen Umfeld. Aber nein, ihnen wird das Leben noch zusätzlich schwer gemacht, durch die Steine, die ihnen seitens der Gesetzgeber, in den Weg gelegt werden. Die Thematik steht aber auf einem anderen Blatt, daran werde ich nichts ändern können. Ich wollte das auch nur mal erwähnt haben, denn das waren Streitthemen zwischen den Lehren und mir gewesen. Diese Art des Umgangs wirkt auf die Betroffenen sehr ignorant.
Zurück zum Eigentlichen, dem Englischunterricht. Ich bekam schlechte Noten in dem Fach und natürlich war das für mich eine Katastrophe. Ich kann nicht begründen, warum das so ist, aber für mich hieß das, egal was ich mache, in dem Fach kann ich keine guten Noten mehr bekommen. Ich brauchte viele Therapiestunden, viele Erklärungen, um mich aus dem Tief herauszuholen. *Warum soll ich mich anstrengen? Mein Nachteilsausgleich wird doch sowieso nicht anerkannt. Wozu habe ich den dann? Ich habe keine Lust mehr auf die ständigen Kämpfe und Diskussionen. Am besten ich gehe von der Schule. Das halte ich nicht durch und selbst die Lehrer sagen, dass ich mit der Einstellung das Abitur nicht schaffe. Was für eine Einstellung? Ich versuche doch jeden Tag, mich auf die anderen einzustellen, auf den Unterricht und auch auf die verschiedenen Lehrer. Jeder hat eine andere Art und andere Anforderungen. Der eine Lehrer ist verständnisvoll und hält einen strukturierten Unterricht ab, der andere ist super nett, doch ist sein Unterricht etwas unsortiert und dann gibt es noch*

die Lehrer, die gern Schüler mit zynischen Bemerkungen fertig machen und jeden Fehler ausschlachten. Vor denen habe ich immer Angst, denn mein Selbstbewusstsein ist ja quasi nicht vorhanden. Was wollen die eigentlich alle von mir?

Mir half es sehr, dass ich die Verbindung zu Lucas nicht verloren hatte und dass ich mit Richard reden konnte. In den Ferien kam er immer zu Besuch oder wir zockten Online-Spiele zusammen, um so auch miteinander zu reden und in Kontakt zu bleiben. Wir schrieben uns WhatsApp-Nachrichten und Richard hatte ich Vorort zum Reden. Die anderen „Freunde“ waren nicht für mich da, mit denen konnte ich nur manchmal in der Freizeit etwas unternehmen, aber die haben mich ja nicht wirklich ernst genommen.

Zehnte Klasse - Zwischen BLF und Klassenfahrt

Die Besondere Leistungsfeststellung, kurz BLF, stand an und wir wurden intensiv auf die Prüfung, am Ende der zehnten Klasse vorbereitet. Die BLF ist gleichzusetzen mit dem Realschulabschluss.

Meine Noten verbesserten sich und auch für den Englischunterricht erhielt ich einen Nachteilausgleich. In Mathematik, Chemie und Physik bekam ich nur noch gute bis sehr gute Noten. Biologie machte auch Spaß, aber da bekam ich „nur" gute Noten. In Französisch kämpfte ich mich durch, aber zum Ausgleich hatte ich ja Latein. Ich fand die „tote" Sprache sehr interessant und viel einfacher.

In dem Jahr musste ich wieder sehr oft zu meiner Therapeutin, denn trotz des Nachteilsausgleichs, den ich auch zu der Prüfung hätte in Anspruch nehmen können, hatte ich panische Angst zu versagen und dann keinen Schulanschluss zu haben. Außerdem stand am Anfang des zweiten Halbjahres, eine Klassenfahrt zum „Weißenhäuser Strand" - Ostsee an. Einerseits wollte ich gern mitfahren, andererseits war da wieder meine Angst. Ich hatte noch immer Kontakt zu den „falschen" Freunden und natürlich merkte ich bereits, dass irgendetwas nicht stimmt.

All meine Ängste und Bedenken, beredete ich mit der Psychologin und eigentlich auch immer mit Mom. Sie wollte auch, dass ich mit an die Ostsee fahre, allerdings ließ sie mir stets den Freiraum, wenn meine Ängste zu schlimm wurden, dass sie mich abholt. Und sie hätte auch kein Wort gesagt, wenn ich nicht mitgefahren wäre. Ich wollte ja aber gern so cool sein wie die anderen. Die Vorbereitungen für die Fahrt begannen. Wir sollten uns in der Woche (fünf Tage) selbst versorgen, überlegen, mit wem wir im Zimmer schlafen wollten und die Aufgabenverteilung absprechen.

Vier Jugendliche in einem Zimmer, das passte mir so überhaupt nicht - eine Woche keine Privatsphäre. Naja, an

den Gedanken gewöhnte ich mich und ich meldete mich auch gleich an zu kochen. Ja, ich kochte schon damals gern zwischendurch und es schmeckte den anderen auch. Der genaue Ablauf der Klassenfahrt stand fest, so, dass ich wusste, was an welchen Tagen passierte.
So im Nachhinein gesehen war die Klassenfahrt gut für mich. Ich habe gemerkt, wer meine Freunde sind. Richard kam in den Tagen mit Mina zusammen, sie war ja auch in unserer Klasse, aber wie sie so schön angemerkt hatte, mochte sie mich nicht besonders.

Die Klassenfahrt war vorbei und ich begriff nun endlich, dass ich mich der falschen Gruppe angeschlossen hatte.
Die Zeit in der Schule war natürlich nicht einfach für mich. Es war teilweise ein richtiger Spießrutenlauf. Ich fühlte mich gedemütigt. Nur weil ich nicht so verlogen bin wie die anderen, werde ich ausgelacht. Was da in anderen Menschen vor sich geht, wird sich mir auch nie erschließen. Ehrlich gesagt, wenn das normal ist, möchte ich nicht normal sein. Ich zweifelte an mir selbst und ärgerte mich, dass ich es wieder einmal nicht differenzieren konnte, wer ehrlich ist und wer nicht. Diese ständigen Fragen an mich selbst: Woran erkenne ich, ob jemand ehrlich ist oder nicht? Was ist eine Ausrede
und was ist ehrlich gemeint?
Meine Mutti konnte mir vieles „übersetzen", aber irgendwie musste ich lernen, das auch allein zu differenzieren. Unsere Psychologin und Mutti, erklärten mir viele Situationen und Erlebnisse, die ich nicht zuordnen konnte. Doch sie wollten beide, dass ich irgendwann ein eigenständiges Leben führen kann. Mutti setzte sich mit mir hin und ging Schritt für Schritt, die Ereignisse durch, die ich nicht verstanden hatte.
Natürlich schämte ich mich auch manchmal ihr zu erzählen, wie blöd ich wieder war und dass mich die anderen versetzt hatten. Ich blieb einfach in der Stadt und verbrachte die Zeit allein. An meiner Reaktion merkte sie aber meistens, dass etwas nicht stimmte. Mir passierten diese Fehler immer

wieder. Warum? Mutti beruhigte mich und sagte: „Leo, dass lernst du mit der Zeit. Du kannst nicht von dir verlangen, jede Situation gleich überschauen zu können. Glaub mir, auch normale Leute, fallen auf „falsche“ Freunde rein. Sei einfach vorsichtig beim nächsten Mal. Und vor allem, solltest du spätestens nach dem zweiten abgesagten Treffen, hellhörig werden. Richtige Freunde machen das nicht und wenn, sagen sie rechtzeitig Bescheid und versetzen dich nicht geschlossen in einer Gruppe. Such dir Freunde, die so sind wie du oder dich so nehmen, wie du bist. Warum gehst du nicht mal mit zu Richards Freunden?“ Ich antwortete meiner Mutti: „Die können mich doch auch nicht leiden. Keiner kann mich leiden. Sag jetzt nicht, Richard kann dich doch leiden. Das weiß ich selber. Er ist aber der Einzige.“ Es war immer das Gleiche. Ich wollte normal sein, so Denken wie normale Jugendliche. Doch wieder einmal stieß ich an meine Grenzen.
Richard war für mich da und Gott sei Dank nicht so kompliziert wie ich. Er hatte auch kein Problem damit, mal bei mir zu schlafen. Mein „Schlafproblem“ ist ja bekannt und auch wenn ich, gerade in Richards Fall, die Eltern sehr mochte und mich bei ihm wohlfühlte, konnte ich dennoch nicht bei ihm schlafen. So konnten wir viel mehr Zeit miteinander verbringen und unseren Hobbys nachgehen. Ich erlebte viel mit Richard und alles war so, wie er es in seinem Kapitel beschrieben hat. Inzwischen wurde mir Richard genauso wichtig wie Lucas. Er ertrug meine Eigenarten und ich seine. Das Einzige was mich an Richard stört, ist, dass er manchmal nachtragend sein kann. Ansonsten hatte ich mit ihm nicht mehr Probleme, als er mit mir. Der ganz normale pubertäre Wahnsinn.

Den Unterricht und die BLF überstand ich Widererwartens richtig gut. Meine Klassenlehrerin motivierte mich jeden Tag und frug mich, wie es mir geht. Sie war wirklich die beste und mitfühlendste Lehrerin, die ich kenne. Wäre sie in all den Jahren nicht für mich da gewesen, hätte ich mein Abitur nicht geschafft und selbst wenn, hätte ich mich keinesfalls so gut entwickelt und soziale Kompetenzen entwickeln können.

Für den Notfall hätte ich jedoch in der BLF meinen Nachteilsausgleich einsetzen können. Also musste ich mich nicht ganz so sehr unter Druck setzen. Mathe lief wunderbar, mit dem Fach Deutsch war ich auch zufrieden, aber mit Englisch hatte ich so meine Probleme. Seit der Diskussion wegen des Nachteilsausgleichs und den darauffolgenden schlechteren Noten, war ich irgendwie nicht mehr so kompatibel mit der Sprache. Mein Zeugnis war ansonsten für alle sehr zufriedenstellend. Ich musste mich fast nur noch um meine sozialen Probleme kümmern.
Die Kurse für die elfte Klasse waren auch festgelegt. Wie meine Geschwister wählte ich als erstes Geografie ab. Mama musste gleich lachen. Sie frug dann nur: „Lass mich raten, Physik streichst du als zweites Fach?“ Na klar, was sonst. Wir sind eben doch Geschwister und vor allem Geografie fanden wir alle ätzend.

Die Vorbereitungen für die Seminarfacharbeiten begannen ebenfalls im zweiten Halbjahr. Im Seminarfachunterricht bekamen wir alle Informationen, die wir benötigten, mitgeteilt.
Zum Ende dieses Schuljahres musste das Thema feststehen, sodass wir noch vor den Ferien unsere Themenverteidigung vortragen konnten.
Wir, meine Mom und ich, stellten einen Antrag beim Schulleiter, dass ich meine Seminarfacharbeit allein schreiben darf, was mir, durch meinen Nachteilsausgleich, auch gewährt wurde.
Das Thema stand für mich schon lange fest, ich wollte Lehrer und Schüler über meine Krankheit aufklären. Ich wollte ihnen verständlich machen, wie ein Aspi fühlt und was er für Gedanken hat. Im Vordergrund steht bei einer Semi-Arbeit natürlich immer der fachliche Teil. Wie schon erwähnt, wählte ich das Thema „Asperger - Diskrepanz zwischen Intelligenz und Gefühlsleben“. Auch mein Thema wurde genehmigt und so konnte ich beruhigt in die Ferien gehen.

BLF durch - Semithema genehmigt - alles Bestens.

Den Abschluss der zehnten Klasse feierten wir entspannt mit unseren Eltern und natürlich unserer Klassenlehrerin zusammen in einer Pizzeria. Essen, Trinken, Spaß haben. Wir hofften zwar alle, dass sie auch unsere Kursleiterin wird, aber das stand zu dem Zeitpunkt noch nicht fest. Deshalb mussten wir uns vorerst gebührend bedanken und auf die bestandene BLF anstoßen.

Unsere Freundesgruppe machte natürlich eine eigene Party. Den ersten Ferientag begossen wir im Garten von Opa Leo und Onkel, sie stellten ihre Gartenlaube zur Verfügung. Ich richtete meine erste Party aus. Oh mein Gott war ich aufgeregt, alles sollte perfekt sein. Ich hatte Schlafgelegenheiten vorbereitet, meine Hi-Fi-Anlage, samt PC mitgenommen und sorgte für das Essen. Die anderen brachten diverse Getränke mit. Mein Papi feierte auch mit und warf ein Auge auf uns. Mit ihm konnten wir so richtig Spaß haben, aber er passte auch auf, dass keiner von uns zu viel Alkohol trank. Es wurde eine richtig tolle Party. Es gefiel allen und ich kam auch das erste Mal so richtig mit Mina ins Gespräch. Wir waren uns gar nicht so unähnlich. Ich konnte mich richtig gut mir ihr unterhalten und ich sagte ihr auch, dass ich ein Aspi bin. Später erfuhr ich, dass Richard schon mal versucht hat ihr zu erklären, warum ich oftmals so komisch bin, aber zu dem Zeitpunkt, hatte sie das nicht interessiert. Sie verstand mich das erste Mal und sah mich nicht mehr als den eingebildeten Typen an. Mit ihrer Freundin kam ich auch sehr gut klar und wir wurden gute Freunde. Ich fuhr nach der Feier häufiger zu Minas Freundin und hörte ihr einfach zu, wenn sie mal wieder jemanden zum Reden brauchte. Ein wenig überforderte mich das schon, denn da war wieder mein Problem. *Wenn ich mich mit dem einen Freund treffe, muss ich mich auch mit den anderen treffen, ansonsten ist vielleicht einer sauer auf mich.*

Ich machte wieder mehr mit Richard. Auf ihn konnte ich mich verlassen, er nahm mich mit, auch wenn er sich mit Mina traf. Ich unternahm viel mit den beiden und manchmal war auch Minas Freundin dabei. Mit ihr verstand ich mich ja sehr gut. Sie war so alt wie wir, ging aber auf ein anderes Gymnasium. Wir verbrachten eine schöne Zeit zusammen, jedenfalls empfand ich das so. Ich freute mich Freunde zu haben, die mir auch zuhörten, wenn ich mal etwas von mir preisgab, was eigentlich nicht so oft der Fall war. Manchmal hatten sie Probleme mit bestimmten Situationen klarzukommen. Ich war gern für sie da, hörte ihnen zu und versuchte zu helfen.

In den Sommerferien unternahmen wir in kleineren Gruppen etwas. Vorrangig Richard, Mina und ihre Freundin frugen mich immer mal wieder, ob ich mit ihnen an den Fluss gehen wollte wir hatten dort eine Stelle, an der wir uns trafen, etwas abgelegen unter einer Brücke. Manchmal grillten wir dort oder saßen einfach nur da und hörten Musik. Die Problematik mit der Bluetooth-Box schilderte Richard ja schon ausführlich und treffend. Es war auch genau so. Heute schmunzeln wir über die Zeit, denn mit meiner Musik und der Box, bin ich noch immer eigen. Wir gingen ins Freibad, Kino oder das, was Jugendlichen vor langer Weile so alles einfällt.

Elfte Klasse - Neuer Lehrer, neue Probleme

Mina wurde zu einer guten Freundin, sie konnte mir alles erzählen und ich ihr - wir vertrauen uns. Vor allem erzählte ich auch von mir, was ich ja sonst nicht machte. Über mich oder meine Probleme habe ich bis dahin nur mit Richard oder Lucas geredet. Ich war bei meinen Freunden eher der Zuhörer und Ratgeber. Mit Minas Freundin unterhielt ich mich auch meistens nur über ihre Probleme und ich versuchte ihr in der einen oder anderen Angelegenheit zu helfen.

Trotz der wunderschönen Zeit, der Erfahrungen, die ich machte, und meines Nebenjobs als „Seelsorger", für meine Freunde, musste ich nebenbei auch noch die „kleine" Herausforderung der Oberstufe meistern. Nichts ahnend freute ich mich auf den ersten Schultag. Alle waren gespannt auf die Kurseinteilung und natürlich die elementarste Frage: Wen bekommen wir als Kursleiter?
Doch unsere Spannung verwandelte sich schon nach kurzer Zeit in Freude, denn unsere alte Klassenlehrerin wurde unsere neue Kursleiterin. Ein Traum, sie kannte uns ja alle schon seit der fünften Klasse und wir kannten sie. Alle jubelten.
In den anderen Kursen waren uns alle Lehrerinnen und Lehrer bekannt, bis auf eine Lehrerin. Alles verlief bei den Lehrern wie immer. Sie kannten mich und konnten auch so einigermaßen mit mir umgehen und inzwischen wusste ich, was sie von mir erwarteten. Die neue Lehrerin deckte die Kurse Deutsch und Geschichte ab.
Nach den ersten Stunden kam ich nach Hause und teilte unserer Mom mit, dass ich nicht mehr in diese Schule gehe und nie wieder etwas mit der Lehrerin zu tun haben möchte. Ich war völlig fertig, heulte und war mir hundertprozentig sicher, dass ich das Abitur nicht schaffe. Sie würde mir meinen Numerus clausus versauen und ich in Deutsch Unterpunkten oder sogar null Punkte haben werde.

Leider kann ich nicht alle Erlebnisse mit der Lehrerin aufschreiben, aber für mich waren die Stunden der absolute Horror. Sie ignorierte alles, was meine Mom ihr sagte oder, was ich ihr mitteilte. Sie überging mich und machte ausschließlich das, was sie für richtig hielt. Meine Psychotherapie ignorierte sie, stellte die Anweisungen der Ärzte in Frage, demütigte mich in jeder Stunde und behandelte mich als wäre ich dumm. Erst erkannte sie meinen Nachteilsausgleich nicht an, dann verstand sie nicht, dass ich es nie lernen werde, zu interpretieren und sie erklärte meiner Mom, dass ich doch in den Jahren alles gelernt haben müsste. Sie hatte sich, aus meiner Sicht, noch nie mit dem Asperger-Syndrom beschäftigt, und wie die Menschen „funktionieren", aber sie ignorierte alle Hinweise von Ärzten, Psychologen und meinen Eltern. Selbst nach zig Telefonaten und Gesprächen wich sie keinen Millimeter von ihrer Sichtweise ab. Die elfte Klasse war dadurch um einiges anstrengender. Ich gab auf. Zwar ging ich in die Schule, aber ich lernte für kein Fach. In meinem Kopf herrschte das blanke Chaos. Meine Therapeutin, meine Mama, mein Papa, mein Bruder und meine Schwester - alle versuchten, mich aufzubauen. Sie erklärten mir, dass ich die Fächer Deutsch und Geschichte ignorieren soll und mich auf die anderen Fächer konzentrieren muss. Einen Punkt würde ich mindestens in den beiden Fächern schaffen, also sollte ich versuchen ein gutes Abi abzulegen. Ich frug gleich wie ich das anstellen soll: „Die Frau will nicht, dass ich das Abitur schaffe. Sie mag mich nicht und hat null Verständnis für mich. Die versteht doch gar nichts, was mit meiner Krankheit zu tun hat." Ich hasste alle und jeden, meine jahrelange Therapie wurde binnen weniger Unterrichtsstunden zunichte gemacht.
Meine Mama war so wütend auf die Lehrerin, denn sie wusste, was Sie mir antat. Mama war machtlos, die Lehrerin ignorierte sie und sie bekam keinerlei Hilfe. Wir fuhren zig Mal in die Spezialklinik und holten immer wieder einen Nachteilsausgleich, so wie die Lehrerin sich das vorstellte, bis wirklich alles für Erstklässler erklärt wurde. Ich fand es einfach

nur unmenschlich, sie berief sich ständig auf irgendwelche Gesetze, was sie müsse und was nicht. Sie fand immer ein, für sie passendes, Gesetz, welches meine Krankheit völlig ausließ. Ich kam mir nicht mehr vor wie ein Mensch, ein Jugendlicher, sondern wie ein Gegenstand, über den man redete. Die Diskussionen waren so demütigend. Ich hatte zum Beispiel in Mathe und Chemie immer eine Eins und nur, weil ich keine Interpretation konnte, machte mir die Frau das Leben zur Hölle. Als sie dann den Nachteilsausgleich teilweise anerkannte, im Übrigen erst im zweiten Schuljahr, hielt sie mir dies in jeder Stunde vor. Wohlgemerkt vor der Klasse, obwohl meine Eltern, ebenso wie ich, ihr ausdrücklich untersagt haben, den Nachteilsausgleich vor der Klasse zu benennen, hat sie das nicht interessiert. Sie war der Meinung, das wäre besser für mich. Hallo? Woher nimmt sich diese Frau das Recht zu meinen, sie würde nach ein paar Unterrichtsstunden wissen, was für mich gut ist? Wie schon erwähnt, sie überging Ärzte, Psychologen und meine Eltern, abgesehen davon, mich auch.
Nicht eine Sekunde hat sie darüber nachgedacht, was das alles für mich bedeutet. Noch nie zuvor ist uns ein Pädagoge begegnet, der meine Eltern sowie mich ignoriert. Sicher kann ich jetzt nicht behaupten, sie kostete mich meinen NC, denn ich bin ein Aspi und ich kann sie dafür nicht verantwortlich machen. Ich mache sie aber dafür verantwortlich, dass sie jegliche Hinweise ignoriert hat und mich nicht wie einen Menschen, sondern wie einen Amtsvorgang behandelt hat. Der Großteil meiner Klasse stand hinter mir. Natürlich hat sich nur sehr, sehr selten jemand getraut, etwas zu sagen, man hatte ja Angst um sein eigenes Abi. Nun ja, dieser Einstellung begegnet man ja heutzutage des Häufigeren. Mina und Richard waren anders! Sie setzte sich immer für andere ein, die Hilfe benötigten, auch für mich. Diesbezüglich waren wir uns ähnlich, wir setzten uns für andere ein, auch wenn es nicht immer zu unserem Vorteil war.

Ich Unterpunktete im ersten Halbjahr, im zweiten hatte ich genau fünf Punkte in Deutsch. Ich war entsetzt über die Punktzahl. Meine Mom musste ständig mit mir zur Psychologin fahren, um mich zu ermutigen die zwölfte Klasse zu besuchen. Ich hatte so einen Hass, in die Stunden der Lehrerin zu müssen, dass es mich unheimlich viel Kraft kostete. Ich wusste ja, dass ihr wieder irgendetwas einfällt, um mich zu blamieren. Sie erklärte mir jedes Mal, auf eine herablassende Art, dass ich einen Nachteilsausgleich habe und sie mir andere Aufgaben geben müsse.
Selbsterklärend, dass ich auch in den anderen Fächern meine Noten versaute. Für mich war alles infrage gestellt. Auch das hat meine Mom versucht ihr verständlich zu machen. Darauf bekam sie zur Antwort, dass ich schon immer fünf Punkte in Deutsch schaffen würde. Ich wollte keine guten Noten geschenkt bekommen, sie sollte ja nur die Interpretationen weglassen und in freie Erörterungen ändern. Permanent kam sie mit ihrer Relevanz für die Deutschprüfung und wir sagten ihr zum tausendsten Mal, dass ich Mathe und Englisch schreibe. Hat sie aber alles nicht interessiert.

Außerdem musste ich mich, im zweiten Halbjahr, intensiver mit meiner Seminarfacharbeit beschäftigen. Da ich die Semi-Arbeit allein schrieb, standen mir nur circa 20 Seiten zur Verfügung. Ich musste das Thema eingrenzen und beschränkte mich auf den Alltag betroffener Jugendlicher im Alter von 12 bis 18 Jahren.
Ich führte einige Gespräche mit „meinem“ Fallbeispiel. Sie ist eine untherapierte Asperger-Autistin in meinem Alter. Ich wollte den Unterschied zwischen mir, einem therapierten Aspi und ihr verdeutlichen.

Die komplette Arbeit musste, am ersten Schultag nach den Herbstferien, fertig sein.
Eigentlich hatte ich genug andere Probleme, dann auch noch Semi.
Die Ferien brauchte ich ganz dringend um irgendeinen klaren Gedanken fassen zu können.

Wenigstens im privaten Bereich verlief alles positiv.
Ich unternahm immer noch etwas mit Richard, Mina und den anderen Freunden aus unserer Gruppe.

Im Oktober feierte ich meinen 17. Geburtstag bei meinem Papa. Ich durfte meine Freunde dorthin einladen. Papa grillte und seine Lebensgefährtin kümmerte sich darum, dass es uns gut ging. Meine Freunde finden Papa und seine Familie auch echt cool. Allerdings war die Stimmung etwas geknickt. Mina hatte sich einen Tag davor von Richard getrennt. Ganz blödes Timing, aber Gott sei Dank, kamen beide zu meiner Feier. Darüber freute ich mich wirklich sehr. Mina war ja inzwischen auch eine gute Freundin und eine Entscheidung wäre mir echt schwergefallen. Feiern bei meinem Papa und seiner Frau waren immer lustig und auch meine Freunde fühlten sich dort sofort wohl und willkommen. Gefeiert habe ich bei Papa und Mama war dann unser „Taxi“. Sie holte uns ab und fuhr meine Freunde und mich nach Hause.

Die Trennung zwischen Richard und Mina machte ich natürlich auch wieder zu meinem Problem. Ich machte mir wieder Gedanken, mit wem ich jetzt Zeit verbringen sollte. Beide brauchten mich irgendwie zum reden. *Richard ist mein bester Freund, Mina ist mir aber inzwischen auch sehr wichtig geworden. Sollte ich jetzt danach gehen, wen ich länger kenne oder ist das egal? Prinzipiell kenne ich Mina genauso lange wie Richard. Er ist nur schon länger mein Freund.* Schon wieder war alles so kompliziert. Ich versuchte, beide zeitlich gleich zu halten. Mein Problem, was die Aufteilung meiner Freunde anging, war immer noch da. Ich hatte diese permanente Angst, dass sich einer meiner Freunde vernachlässigt fühlte.
Ich versuchte also für Richard da zu sein und für Mina. Irgendwie ging das auch. Richard war ganz schön geknickt und ich konnte ihm nicht helfen. Da gab es ja auch noch ein anderes Problem, ich fing an, Mina nicht nur als gute Freundin zu sehen. Sie war Richards Ex-Freundin, und auch wenn sie

schon ein viertel Jahr getrennt waren, traute ich mich nicht, zu meinen Gefühlen zu stehen. Ich sagte kein Wort.
Wir schenkten uns innerhalb der Gruppe immer etwas zu Weihnachten und zu den jeweiligen Geburtstagen. Mina wünschte sich einen Hund zu Weihnachten und ich wollte ihr Hundezubehör schenken. Es kam anders, es gab keinen Hund. Kurzerhand entschloss ich mich, Mina die neueste CD ihrer Lieblingsband zu schenken. Ich fuhr noch schnell in die Stadt, kaufte die CD und brachte das Geschenk am Heiligabend, bevor ich zu meinem Papa fuhr, zu ihr. Sie schrieb mir noch am gleichen Abend, dass ihr das Geschenk gefiel und wie sehr sie sich gefreut hat. Na wenigstens konnte ich ihr eine Freude machen.
Zwischen Weihnachten und Neujahr war eine Party bei mir geplant. Mama geht ja immer ziemlich locker damit um, sie bereitete alles mit vor und ließ uns dann machen. Mina kam natürlich auch, ebenso wie Richard. Er kam schon etwas besser mit der Trennung klar. Ich habe ihr nicht gesagt, dass ich sie sehr mag. Ich blieb wie immer cool, also so cool, wie ein Aspi eben sein kann. Ich wusste ja auch überhaupt nicht, was Mina für mich empfindet. *Bestimmt nur Freundschaft, was sonst? Sie war ja vorher mit Richard zusammen und der war viel cooler als ich. Was will sie da mit einem wie mir.*
Wir kommunizierten untereinander in einer „Beergroup" über WhatsApp - uns fiel kein besserer Name ein. Minas Eltern waren im Urlaub und sie frug in die Gruppe, ob jemand bei ihr schlafen möchte. Sie wollte nicht allein sein. Ich meldete mich und fuhr auch gleich zu ihr. Wir redeten die ganze Zeit über alles, was uns einfiel. Ich fand es schön, so viel Zeit allein mit ihr zu verbringen. Später erfuhr ich, dass Mina nur in der Hoffnung, ich würde bei ihr übernachten, in die Gruppe gefragt hat, ob ihr jemand Gesellschaft leistet.

Kurz danach kamen die Austauschschüler aus Frankreich und Mina hatte auch einen Gast. Mitte Januar war dann eine Feier, mit den Austauschschülern, bei einer Freundin aus unserer Gruppe. Nachdem ich lange mit Mina hin und her geschrieben hatte und ich mir immer noch nicht sicher war, was sie von mir wollte, frug ich dann doch mal meine Mom. Sie meinte, ich solle doch jetzt mal in die Puschen kommen und schreiben, dass ich sie mag. Mina wollte aber unbedingt mit mir telefonieren. Ich glaube, alle wussten mittlerweile, dass Mina mich auch sehr mag, nur ich habe das nicht kapiert. Ich fasste all meinen Mut zusammen, rief sie an und sagte ihr, dass ich sie sehr mag. Sie hat gesagt, sie mag mich auch und ob ich zu der Party kommen möchte. Und ob ich das wollte. Ich war glücklich und fuhr sofort los. Wir redeten nur und hatten viel Spaß auf der Party. Drei Tage später verabredeten wir uns, zusammen mit den Franzosen, in einer Bar. Wir wurden angesprochen, ob wir zusammen sind und spontan gaben wir unterschiedliche Antworten. Mina antwortete „Nein" und ich „Ja". Mina dachte, ich meinte es nicht ernst mit ihr und würde nur mit ihr spielen. Wir gingen vor die Tür und quatschten - das Resultat, wir küssten uns das erste Mal. Sie war sich aber immer noch nicht sicher. Am darauffolgenden Wochenende fuhr sie zu einer Freundin nach Augsburg und ich sollte mir in der Zeit überlegen, was ich an ihr mag und das dann per WhatsApp schicken. Danach würde sie entscheiden, ob sie mit mir zusammen bleiben möchte. Ich verfasste alles, in einer ellenlangen WhatsApp Nachricht und schickte sie ihr. Scheinbar habe ich alles richtig gemacht, mein Schatz hat am 23.01.2016 „Ja" gesagt. Sie ist die Liebe meines Lebens. Wir haben schon einige Höhen und Tiefen erlebt. Mein Schatz hat sehr viel Geduld mit mir und dafür möchte ich an der Stelle auch mal Danke sagen. Ich bin immer noch so glücklich wie am ersten Tag.

Richard sprach einige Wochen nicht mit mir, als er erfuhr, dass ich mit Mina zusammen bin, aber nach einiger Zeit konnten wir wieder normal miteinander reden.

Im Übrigen habe ich noch heute Probleme, nicht zu Hause zu schlafen. Dabei geht es nicht um meine Familie in dem Sinne, sondern ich brauche mein Bett, meine gewohnte Umgebung. Es muss nicht zwangsläufig jemand zu Hause sein. Ich war lange Zeit mit Mina zusammen, bis ich mal bei ihr schlief. Nicht, dass es mir bei ihr nicht gefiel, ich war sogar gern dort. Mit den Eltern verstehe ich mich auch sehr gut, aber es war eben nicht mein zu Hause. Gott sei Dank ist sie diesbezüglich nicht so anstrengend, denn sie fühlt sich wohl bei uns. Sie war täglich bei mir und blieb auch meistens über Nacht. Mama fragt immer nach ihr und vermisst sie, wenn sie mal einen Abend nicht bei uns schläft. Sie nervt mich dann: „Kommt „mein" Minchen heute?"
Naja, so ist sie eben.

Wir feierten Minas 18. Geburtstag und es war eine tolle Party. Da uns in dem Schuljahr nicht so viel Zeit zum Feiern blieb, nutzten wir natürlich jede Gelegenheit, die wir bekamen. Die Party war toll und wir genossen sie in vollen Zügen.

Ich verlor meinen vierbeinigen Freund ...

Drei Tage nach Minas Geburtstag musste ich mich von meinem Rexi verabschieden. Mein Rexi wurde krank, er bekam einen Schlaganfall. Er fraß nichts mehr, nicht einmal sein Leberwurstbrot und auch keinen Käse. Sicher hätten wir Rexi noch ein paar Tage bei uns behalten können, aber dann wäre er elendig verhungert. Ich liebte meinen Rexi über alles und entschied, ihn loszulassen. Ich entschied, nicht meine Mom und nicht mein Bruder. Natürlich besprachen wir das in der Familie und keiner von uns sah eine andere Alternative. Das war die bisher schwerste Entscheidung, die ich treffen musste. Für mich war es aber das größte Zeichen meiner Liebe zu ihm, ihn von seinem Leiden zu erlösen und ihn nicht länger den Qualen und Schmerzen auszusetzen. Wir nahmen meinen Liebling mit nach Hause, um ihn zu beerdigen. Er bekam ein schönes Grab im Garten. Wir weinten alle tagelang und vermissten unseren Rexi sehr. Ich dachte noch Wochen an ihn, vermisste ihn bei jedem Schritt durch die Wohnung und ich vermisste die Spaziergänge mit ihm. Wir haben Rexi alle nicht vergessen und das Bettchen steht noch immer im Korridor an seinem alten Platz. Voraussichtlich kommt das auch nicht weg, denn einen neuen Hund werden wir uns in absehbarer Zeit nicht kaufen.
Mina versuchte immer für mich da zu sein und tröstete mich. Alles drohte über mir zusammenzubrechen. Der normale Schulalltag, dazu die Seminarfacharbeit, die viel Zeit in Anspruch nahm und ich verlor Rex, und die Probleme in Deutsch waren auch noch nicht geklärt. Ich hatte das Gefühl oder Bedürfnis, aus meinem Körper zu wollen. Ich konnte keinen klaren Gedanken fassen. Unsere Psychologin, meine Mama, Tobi und Mina redeten auf mich ein, das Abitur doch wenigstens zu beenden.
Ich versprach, es zu versuchen.

Zwölfte Klasse - Die letzte Etappe

Das Schuljahr begann, wie das vorherige Schuljahr endete. Ich hatte keine Lust mehr auf Schule und hätte am liebsten nach der Elften alles hingeschmissen. Durch die Fächer Deutsch und Geschichte gab es ohnehin keine Chance mehr auf den Numerus clausus. *Warum sollte ich mich also anstrengen? Ich bekam doch ohnehin keine Chance von der Lehrerin.* Den täglichen Kampf hatte ich so satt. Ich konnte es einfach nicht nachvollziehen, wie man so stur und verletzend sein kann. Manchmal hatten wir ja wirklich das Gefühl, dass die Lehrerin wirklich nicht merkt, was sie in jeder Stunde in mir anrichtet. Meine Angst wandelte sich irgendwann in Hass. Es musste etwas passieren. Mutti wendete sich an die übergeordnete Stelle der Schule. Wieder gab es Gespräche, doch ich selbst wollte das nicht mehr, mir fehlte die Kraft. Ich hielt jedes Gespräch für sinnlos, denn die Lehrerin hatte, aus meiner Sicht, nur ihre Paragrafen im Kopf. Meine Mutti regelte das für mich und man glaubt es kaum, als es zu spät für mich war den NC zu schaffen, lenkte die Frau doch tatsächlich ein und ich brauchte keine Interpretationen mehr zu schreiben. Hey, ich hatte noch ungefähr vier Monate, um meine Deutsch- und Geschichtsnoten zu verbessern. Das brachte alles nichts mehr, denn ich vernachlässigte teilweise immer noch die anderen Fächer. Das heißt, ich lernte nicht mehr und bereitete mich auf keine Arbeit vor.

Das erste Schulhalbjahr endet in der zwölften Klasse mit den Weihnachtsferien, danach hatten wir noch gute drei Monate Zeit, um Zensuren zu bekommen. Mit den Osterferien war Notenschluss. *Was brachte mir das noch?* Das genau war der Zeitpunkt, an dem sich Angst in Hass wandelte. Ich war auch nicht der Einzige, den sie so völlig ohne Nachsicht behandelte. Mit einer Mitschülerin ging sie auch so um.

Wir hatten alle Stress im gesamten zwölften Schuljahr und es blieb nicht viel Zeit für Privates.

Mina ging es auch häufiger nicht so gut.

Das Schreiben der Seminarfacharbeit hat uns alle ausgelaugt und dann musste man auch noch für die ganzen Arbeiten lernen, Hausaufgaben machen und irgendwie versuchen, während des Unterrichts nicht vor Erschöpfung einzuschlafen. Als ich endlich fertig mit meiner Semi-Arbeit war, kam schon wieder der nächste Stressfaktor - die Verteidigung der Arbeit, das Kolloquium. Für mich war das der blanke Horror.
Durch meinen Nachteilsausgleich, musste ich bis dato keine Vorträge vor der Klasse halten und bevor ich diesen bekam, habe ich mich einfach geweigert, Vorträge zu halten.
Für mich war das eine extrem ungewohnte Situation.
Dennoch, ich wollte meinen Nachteilsausgleich diesmal nicht in Anspruch nehmen. Ich hätte mein Kolloquium nur vor den Lehrern und zwei ausgewählten Schülern halten müssen.
Aber es war mein Thema. Und ich war mutig und ließ zu, dass zehn Schüler aus verschiedenen Klassen - ich kannte sie nicht - dabei sein durften.
Da die Note wichtig für mein gesamtes Abiturzeugnis war, bereitete ich mich sehr umfassend darauf vor. Ich schrieb mir den Text, den ich vortragen wollte, auf und lernte ihn, Wort für Wort, auswendig. Zur Sicherheit schrieb ich ihn auch noch auf Karteikarten. Tagelang nervte ich meine ganze Familie, mit dem Üben des Kolloquiums.
Vor allem mein Bruder gab mir nützliche Tipps und baute mich auf. Am Abend vor dem großen Tag sagte er zu mir: „Leo, das ist dein Thema. Keiner von denen, die im Publikum sitzen, hat auch nur die geringste Ahnung davon. Du kannst im Anschluss, in der Diskussionsrunde, jede Frage beantworten. Junge, du bist ein Aspi, du hast alles live miterlebt." Meine Angst hielt sich in Grenzen, ich dachte nur noch an die Worte von Tobi.
Natürlich, er hatte recht, das war mein Thema.
Es war soweit und meine Mutti war viel aufgeregter als ich. Sie durfte leider nicht zuschauen und musste draußen warten, aber meine Psychologin, die mir als meine Außenbetreuerin

bei der Arbeit half, war dabei. Außerdem meine Freundin und meine Klassenlehrerin. So hatte ich Fixpunkte im Raum, die mich zur Not, hätten beruhigen können. Meine Mutti saß draußen, mit wippenden Beinen und zählte die Minuten. Endlich war es vorbei und Mina und meine Psychologin kamen vor mir, mit Stolz erfüllten Gesichtern, aus dem Raum. *Ich hatte es geschafft!* Und zwar besser, als es alle für möglich hielten. Kaum ein Stottern oder Räuspern kam mir über die Lippen. Ich kam so souverän und selbstbewusst rüber als hätte ich nie etwas anderes gemacht.

Endlich brach die allerletzte Unterrichtswoche unserer Schullaufbahn an und diese wird bekanntlich immer ausgelassen gefeiert. Das war bei uns nicht anders. In der Mottowoche hatten wir so richtig viel Spaß und ich würde nicht darüber schreiben, wenn es da nicht wieder ein ABER gäbe.

Am Abend vor dem letzten Mottotag hatten wir wohl alle etwas zu tief ins Glas geschaut. Jedenfalls verschlief ich am nächsten Morgen. Meine Mom kam herein und frug mich ganz ahnungslos, wann ich denn heute in die Schule müsste.
Ich riss die Augen auf, setzte mich, starrte Mutti an fing an zu schreien, weinen, alles zeitgleich. Ein „Aufwachen“, das viel schlimmer nicht hätte sein können. Vor allem war es im Nachhinein gesehen alles nicht dramatisch. Allerdings ist das so ein richtig typisches Beispiel für einen Aspi.
Mom bot mir sofort an, mich fix in die Schule zu fahren, ich hätte doch bisher nur eine halbe Stunde verpasst.
Wir wollten uns sechs Uhr treffen, um acht fing die Schule an und Mutti weckte mich um sieben. Die Zeugnisausgabe war erst um neun!
Ich hätte ausreichend Zeit gehabt, doch jetzt kommt das ABER. Meine Mutti sagte mir immer wieder: „Komm! Zieh dich fix an, ich fahre dich rein!“ „Nein!“, schrie ich sie an, „Ich gehe nicht mehr dahin!“ Ich weinte die ganze Zeit, völlig panisch. Mutti stand vor meinem Bett und erklärte mir ganz ruhig - wie auch

immer sie das in solchen Situationen hinbekommt - dass ich doch nur das Schminken der anderen Schüler verpasst hätte und wenn ich mich sofort anziehe, kann ich noch eine halbe Stunde mitmachen. Sie meinte, ich solle Mina anrufen, die würde mich auf den neuesten Stand bringen. „Nein!", schrie ich immer noch, „Lass mich in Ruhe! Wie oft soll ich dir noch sagen, dass ich nicht mehr da hingehe?"
Mama setzte sich zu mir aufs Bett und ich zog die Decke übers Gesicht. Sie zupfte an der Bettdecke und bat mich, ihr zuzuhören. Ich wurde richtig wütend und schrie, dass sich fast meine Stimme überschlug.
Kurz wurde Mutti auch lauter: „Leo! Jetzt komm mal runter und hör mir verdammt nochmal zu! Das ist nicht die erste Situation, in der du am Limit bist, ergo hör mir jetzt zu! Und NEIN, jetzt diskutiere ich nicht mehr mit dir. Entweder du erklärst mir jetzt genau wo dein Problem liegt oder du hörst mir zu." Ich kam erstmal unter der Decke hervor. „Mama, du weißt genau, dass ich da nicht mehr hingehen kann. Alle lachen mich aus. Ich bin der einzige Looser, der den letzten Schultag verschläft. Außerdem wollen die mich bestimmt nicht dabei haben, sonst hätten sie mich angerufen und gefragt, wo ich bleibe. Weder Richard, noch Mina, haben sich gemeldet, die hätten mich anrufen können."
„Leo, die haben das in dem Trubel bestimmt vergessen", erwiderte Mutti. Ich fing wieder an zu schreien und frug sie, ob sie das nicht begreifen will oder nicht kann. „Ich gehe nicht dahin und mein Zeugnis hole ich mir später!", beharrte ich. Inzwischen war es kurz vor acht.
Mama gibt in solchen Situationen nie auf. Sie rief Mina an, da kennt sie ja nix. Mina war total geschockt, als sie von dem ganzen Stress hörte und sagte zu Mutti: „Wir haben extra nicht angerufen, weil wir dachten er hat keine Lust. Er hat doch vorher schon jeden Tag gestresst, dass er auf den ganzen Mist keinen Bock hat."
Okay, das klang für Mama plausibel, sie kennt mich ja lange

genug.
Sie kam wieder zu mir und erklärte mir alles. Ich blieb logischerweise bei meinem „nein“ und erklärte ihr wiederum, dass mich jetzt alle auslachen würden.
Mutti gab nicht auf: „Le, du bist jetzt seit sieben Jahren in der Klasse, alle kennen dich. Sie wissen wie du tickst. Deine Freunde verstehen das und die anderen können dich mal kreuzweise. Du würdest dich ewig ärgern, nicht wenigstens zur Zeugnisübergabe gegangen zu sein. Dein letztes Zeugnis. Le, das ist dein Abi. Und Frau F. wäre ganz traurig. Tu ihr das bitte nicht an. Wenn nicht für dich, dann geh für sie. Sie ist so stolz auf dich. Die ganzen Jahre war sie für dich da, hat mit dir gelitten und gelacht. Du hast die beste Mathenote aus der Klasse, bitte nimm ihr das nicht. Sie mag dich sehr und ist stolz auf „ihren“ Aspi. Bitte Le, bitte!“
Ich wurde etwas ruhiger.
„Mama du verstehst das nicht. Du kennst die anderen Idioten nicht in der Klasse.“ „Nö!“, sagte sie, „Die sind mir auch völlig egal, solche Leute können mich auch mal. Le, wenn die angeblich normalen Abiturienten, nicht in der Lage sind, zu verstehen, dass ein Aspi anders ist und das Gehirn anders verknüpft ist, scheint in Bio irgendwas schief gelaufen zu sein. Warum legst du Wert auf deren Meinung? Die haben in den 18 Jahren nicht so viel erreicht wie du!“
Es war inzwischen halb neun. Ich sagte nichts mehr und schaute Mutti nur an.
Das war ihre Chance, das wusste sie und sagte: „Leo bitte, komm zieh dich an! Wir machen einen Deal. Wir fahren zusammen in die Schule, in der Zeit kannst du dich beruhigen und wenn du nicht in der Lage bist, in die Schule zu gehen, fahren wir wieder nach Hause. Ist das okay für dich?“
Ich hatte eine Wahl. Zehn vor neun willigte ich ein. Ich machte mich fertig.
Was ich zu der Zeit nicht wusste, dass Mutti zwischenzeitlich mit Mina telefonierte und sie bat, auf den Parkplatz vor der

Schule zu kommen, um mich abzuholen. Mina sagte unserer Klassenlehrerin Bescheid und erzählte, was passiert ist. Frau F. sagte sofort, dass sie mit der Zeugnisübergabe wartet und Leo unbedingt kommen soll.
Wir fuhren los und Mina wartete auf mich. Ich schämte mich vor ihr und wollte erst nicht aussteigen. Am liebsten wäre ich sofort wieder umgedreht und nach Hause gefahren. Nach erneuten zehn Minuten des Überredens, stieg ich endlich aus und Mama verabschiedete sich von mir.
Nun endlich an der Tür der Schule angekommen, wollte ich auf keinen Fall da durch gehen. Doch mit einer Mischung aus Anschreien, Strenge und einfühlsamen Einreden, schaffte es Mina, mich in unseren Klassenraum zu bugsieren. Die Tür ging auf und alle klatschten. „Na endlich, Leo!" „Na, zu viel getrunken?" „Du musst ja gestern einen geilen Abend gehabt haben." „Schön, dass du es noch geschafft hast!"
Fast alle redeten auf mich ein. Bald beruhigte sich der Trubel um mich und die Zeugnisübergabe konnte beginnen. Nur Frau F. konnte sich ein oder zwei Witze über mich nicht verkneifen: „Na, Leo, kannst du das Zeugnis überhaupt lesen oder siehst du noch alles doppelt?" Aber das war okay. Wir konnten plötzlich alle darüber lachen. Auch ich. Da unser Motto für das Abi mit Indianern zu tun hatte, steckten meine Freunde mir eine Feder ins Haar und nannten mich von da an nur noch „Häuptling betrunkene Feder". Insgesamt war der Tag dann doch noch schön und der Morgen auch ganz schnell wieder vergessen. Gut, dass meine Mutti so viel Geduld und Überzeugungskraft aufgebracht hatte.

Doch bald standen auch schon die Prüfungen an und wir mussten lernen. Ich war unglaublich aufgeregt. Vor allem vor Mathe hatte ich Panik, da ich mir selbst sehr hohe Anforderungen stellte. Doch im Endeffekt war es gar nicht so schlimm, wie ich es mir ausgemalt hatte.
Ich hatte zwar wahnsinnige Angst, vor den Prüfungen, schließlich war es der Höhepunkt unserer ganzen

Schullaufbahn. Trotzdem, ich war zufrieden mit meinen Ergebnissen und vor allem war endlich der ganze Schulstress vorbei.
Wir hatten unser Abi in der Tasche und es war gar nicht so schlecht, wie ich es mir am Anfang ausgemalt hatte.

Die Vorbereitungen zum Abiturball liefen auf Hochtouren und wie ich so bin, hatte ich eigentlich keine Lust darauf. Ein Saal voller Menschen war ja mal genau das Richtige für mich. Ich nörgelte tagelang rum und meinte, dass ich keinen Bock habe dahin zu gehen. „Das ist mir alles zu doof. Warum soll ich da hingehen?“ Damit trieb ich meine Familie wieder einmal nahezu in den Wahnsinn. Wir gingen natürlich trotzdem hin. Unser Schulleiter hat sich zum Abiturball von allen Lehrern und „ehemaligen“ Schülern verabschiedet, da er aus gesundheitlichen Gründen seinen Beruf aufgeben musste. Alle waren von seiner Abschiedsrede sehr gerührt und applaudierten. Wir schätzen uns glücklich und waren froh, ihn all die Jahre als Rektor gehabt zu haben. Danach wurden uns unsere Abiturzeugnisse überreicht, wir wurden nacheinander aufgerufen und gingen auf die Bühne zu unserem Schulleiter und unserer Kursleiterin, welche uns die Zeugnisse überreichte. Entgegen meinen Erwartungen, war es ein atemberaubendes und sehr gutes Gefühl auf der Bühne zu stehen und einfach stolz auf sich sein zu können, es endlich geschafft zu haben und sein Abitur in der Hand zu halten. Im Allgemeinen war es ein sehr gelungenes Bühnenprogramm und jeder hatte sehr viel Spaß, vor allem mein Bruder, da er sich viele vierte Biere bringen ließ. Wir machten ein Abschlussfoto und machten uns um nichts Sorgen, sondern feierten einfach nur unser bestandenes Abi, ohne Hemmungen. Ich fühlte mich an diesem Abend wirklich super gut, weil alle, also mein Bruder, Lucas, Papa, Mutti und meine Freundin, super stolz auf mich waren. Ich feierte mit den Menschen, die mir am wichtigsten sind und das war ein tolles Gefühl.

Die Sommerferien

Die Sommerferien nach dem Abitur waren endlos. Ich hatte Zeit ohne Ende. Ich konnte zocken, verreisen, auf Festivals gehen, Unmengen an Filmen und Serien schauen und vieles mehr. Kurzum: Ich konnte endlich wieder alles machen, was ich wollte und mich von zwölf Jahren Schule erholen. Andererseits bringt mich genau das aus meiner Routine. Ich freue mich prinzipiell darüber, aber mir fehlt die Struktur. Jeden Tag zu wissen, ich muss in die Schule gehen, nach Hause kommen und mir erstmal eine Stunde Ruhe gönnen. Dann Freizeit: Zocken, Filme schauen und was auch immer. Am Abend meine Hausaufgaben machen, lernen. All das fehlt mir. Ich habe Phasen, in denen ich wieder ein richtiger Aspi bin. Dauernd bin ich nörgelnd und lustlos. Meine Freunde, Mina und meine Familie müssen momentan viel Geduld aufbringen, mich aufzubauen und aus meiner lethargischen Verfassung herauszuholen. Aber sie schaffen das fast immer. Ich möchte das ja auch und bin froh über jeden Anschubser.
Unter anderem habe ich in meinen Sommerferien einen Urlaub, mit meiner Freundin Mina, in der Schweiz geplant. Ihr Vater hat eine Wohnung dort und die Möglichkeit, in dieses schöne Land zu fahren, wollten wir unbedingt ausnutzen. Mina hatte (wahrscheinlich in weiser Voraussicht) nur vier Tage eingeplant, doch ich schlug vor, gleich eine ganze Woche zu bleiben. Sie freute sich sehr, denn sie hätte nie gedacht, dass ich so lange, so weit weg von zu Hause, bleiben wollte. Es war auch ein wunderschöner Urlaub. Wir schauten uns Bern an und warfen uns in die starke Strömung der Aare. Wir kletterten auf Berge und badeten in Seen. Abends kochten wir gemeinsam und saßen stundenlang quatschend auf der Terrasse und schauten uns die Stadt, bei Nacht, von oben an. Doch nach dem vierten Tag war ich plötzlich nicht mehr dazu zu bewegen, aus dem Bett zu gehen und etwas zu unternehmen. Ich wollte einfach nur noch nach Hause und

vor allem in mein eigenes, kuscheliges Bett. Ich verstand es selber nicht richtig, denn eigentlich hat mir der Urlaub doch so gefallen. Also schob ich es einfach aufs Wetter, denn es fing an zu regnen und sollte auch die nächsten Tage nicht besser werden. Mina akzeptierte das als Grund und tat so, als würde sie auch nach Hause wollen. Dabei wusste sie wahrscheinlich genau, dass ich mich einfach nur nach meinem Zuhause sehnte und mich das selbst ärgerte. Sie weiß ja auch, dass nichts und niemand sich gegen mein Vorhaben stellen kann, wenn ich wieder in mein alltägliches Umfeld zurückkehren will.
Ich fuhr die 700 Kilometer allein zurück, mit lediglich zwei Pausen. „Du entwickelst echt ungeahnte Kräfte, wenn du so schnell wie möglich nach Hause willst“, sagte Mina dann zu mir, als wir fast zu Hause waren. „Erinnerst du dich an die Hinfahrt? Fünf Pausen und wir haben uns die Strecke geteilt. Wie zur Hölle hast du die Rückfahrt so gemeistert?“
Und sie hatte recht, um zu Hause schlafen zu können, mache ich echt alles.
Ich erinnere mich an eine Party, die um fünf Uhr morgens endete. Mina und ich sollten bei einer Freundin übernachten. Aber keine Chance - schlussendlich liefen wir die acht Kilometer nach Hause, weil uns keiner abholen konnte.
Mina muss manchmal mit mir echt was durchmachen. Manchmal trägt sie es mit Fassung, aber oft sagt sie auch zu mir: „Du scheiß Aspi!“ Natürlich nur aus Scherz. Hoffe ich.

Dazu habe ich auch noch ein gutes Beispiel.
Wie schon erwähnt, nutzte ich meine Sommerferien auch dazu, auf Festivals zu gehen. Das eine wollte ich zusammen mit Lucas und Richard besuchen, ohne Mina. Insgesamt sollten wir dort zehn Tage bleiben, denn wir halfen beim Aufbau des Campingplatzes mit. So mussten wir die Tickets nicht bezahlen. Ich freute mich riesig darauf, denn viele meiner Lieblingskünstler spielten dort. Die ersten Tage hatte ich auch meinen Spaß. Doch nach dem dritten Tag, klingelte bei meiner Freundin, um drei Uhr morgens, das Handy. Zehn Minuten

später saß sie im Auto zusammen mit dem Familienfreund Daniel, der zum Glück, genau wie Mina, bei mir zu Hause, geschlafen hat. Beziehungsweise schlafen wollte.
Daniel muss in meiner Familie übrigens auch so einiges durchmachen. Warum er nicht schon längst vor meiner Familie geflüchtet ist, ist mir immer noch ein Rätsel. Er hat ja schließlich das Glück, die Wahl zu haben.
Naja, zurück zur Geschichte - sie fuhren zwei Stunden bis zum Festival, nur um Leo dann schnarchend und kaum ansprechbar im Zelt vorzufinden. Mina regte sich auf: „Da hätten wir uns doch gar nicht diesen Stress machen müssen, so friedlich, wie du geschlummert hast.“ Ich schlief natürlich im Auto weiter, während Daniel und Mina, völlig übernächtigt, bis um sieben versuchten, sich gegenseitig wach zu halten.

Das Aufwachsen mit einem Aspi

Kommentar von meinem Bruder Tobias:

Als Bruder von Leo hab ich wohl auf alles einen anderen Blick. Wir wuchsen zusammen auf und wie man sich unschwer vorstellen kann, war das nicht immer ganz einfach gelinde formuliert. Da ich zwei Jahre älter bin als er und Le schon immer ein kleines Nesthäkchen war, hab ich auch sehr wohl viel Liebe von meiner Mutter erfahren, aber ich würde behaupten nicht wie meine anderen Geschwister. Sandwichkind zu sein ist eben nicht einfach. Im Kleinkindalter verbrachten wir logischerweise sehr viel Zeit miteinander, wir spielten meist nur eins ... Lego. Da es klar ist, dass ich im Kindesalter noch nicht das Verhalten meines Bruders analysiert habe, kann ich jetzt auch nicht großartige Schlüsse ziehen und doch gab es einige Situationen, die ich im Nachhinein als bemerkenswert einschätzen würde. Mit Leo zu spielen ist kein einfaches Unterfangen gewesen, wir spielten sehr wohl mit den gleichen Bausteinen, doch schien es so, als wäre er in einer komplett anderen Welt. Die Problematik dabei war, es musste alles wie in seiner Vorstellung ablaufen und wenn diese nicht erfüllt wurde, brach die Hölle aus, dies ist eine der Begebenheiten in der ich seine Asperger-Erkrankung erkennen kann, nur eben nicht damals. Für mich ist es heute noch nicht ganz einfach mit seiner Erkrankung umzugehen, also kann man schlussfolgern, dass es für mich umso schwerer war, als ich noch ein Kind war. Bis zu einem gewissen Grad verstand ich es sogar, dass mein jüngerer Bruder in bestimmten Dingen bevorzugt wurde oder schier anders behandelt wurde. Ich hatte nie Probleme mit anderen Personen in Kontakt zu treten, ich war und bin bis heute ein sehr kommunikativer Mensch, was den krassen Kontrast zu Leo bildet. Unsere Mutter war stets bemüht uns fair und

ausgeglichen aufzuziehen und doch hinterließ es einige Spuren, im Schatten seines kleinen Bruders aufzuwachsen. Vielleicht wäre alles ein wenig simpler gewesen, wenn er nicht so eine komplexe psychische Krankheit hätte, die für ein nicht wesentlich älteres Geschwisterkind, einfacher zu erkennen gewesen wäre.
Unsere Pubertät hätte unterschiedlicher nicht sein können, ich war sehr viel mit Freunden unterwegs und wir stellten alle möglichen Sachen an, wir versuchten uns das Leben, in einer Neubausiedlung, so schön wie möglich zu machen.
Mein Bruder wiederum war der Inbegriff von einem Stubenhocker, er kam nach der Schule heim und hatte nichts anderes im Sinn als am Computer zu spielen und dort in seine virtuelle Welt abzutauchen. Besonders die Rollenspiele hatten es ihm angetan, es spielte jemand anderes, jemand von Bedeutung, jemand mit Selbstbewusstsein und Überzeugung, im Nachhinein betrachtet, wirkt es wie beim Lego spielen, er versuchte der Realität und der harschen, fremden Umgebung zu entkommen.
Wenn man ihn darauf ansprach und ihm versuchte nahe zu legen, mehr raus zu gehen und etwas zu unternehmen, konnte man, sofern man überhaupt eine Antwort bekam, sich darauf verlassen, Vorwürfe zu erhalten, was man doch nur für Mist draußen bauen würde und er keinen sozialen Kontakt bräuchte. Mama schalte sich nahezu immer in solche Diskussionen ein und immer hielt sie zu dem kleinen, armen Leo, dabei war es nur meine Intention, ihn schon weitaus eher zu sozialisieren, wie es heute der Fall ist.
Situationen wie diese formten uns nachhaltig im Charakter, mein Bruder hat sehr wohl an Selbstüberzeugung gewonnen, doch braucht er in einigen Situationen immer noch Rückhalt (meist von Mutti). Wobei ich eher zum Einzelkämpfer geworden bin, ich konnte selten auf jemanden hoffen, der dieselbe Meinung wie ich vertrat und ich musste mich damit engagieren.

Trotz all dieser schwierigen Umstände und oft gegenseitigem Unverständnis, ist unsere Beziehung besser als jemals zuvor, er ist meiner Meinung nach, bereits sehr gut sozialisiert und hat seinen Platz in der Gesellschaft gefunden, den er auch mit Selbstbewusstsein vertreten kann. Er wirkt irgendwie angekommen. Wahrscheinlich hat genau diese Verschiedenheit uns beide einander geprägt, er lernte von mir und ich von ihm.

Letztendlich bleibt nur noch zu sagen, dass ich ihn trotz allem, als meinen Bruder, bedienungslos liebe.

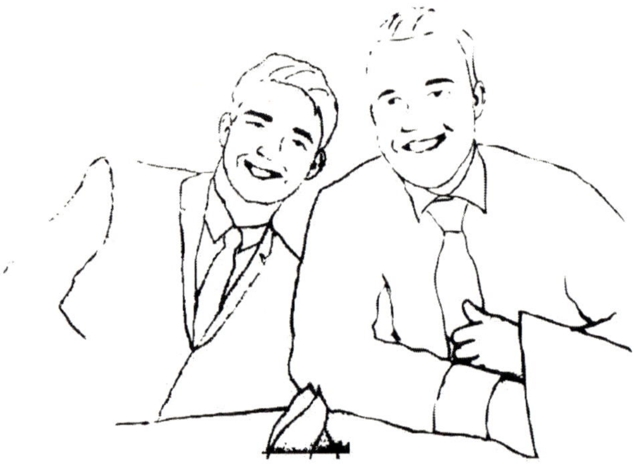

Noch ein paar Worte von meiner Mama

Ein Asperger-Autist soll sein Umfeld verstehen und funktionieren, obwohl das, bedingt durch seinen Gendefekt, gar nicht möglich ist. Wir können unser soziales Umfeld nicht immer verstehen, dennoch haben wir Qualitäten, die durchaus für die Gesellschaft von Bedeutung oder Nutzen sein können. Ich wünsche mir mehr Verständnis für diese Menschen. Mehr Verständnis von denen, die umdenken können, deren Gehirn ganz normal arbeitet, denn für die sollte es ein Leichtes sein. Liebe Eltern, habt ihr ein Kind, welches an dem Asperger-Autismus leidet, dann seid stolz darauf, ein oft hochbegabtes Kind zu haben und helft ihm, auch die sozialen Kompetenzen zu erlernen. Diese Kinder sind liebenswert, hilfsbereit und gerecht. Häufig könnt ihr auch von ihnen lernen, denn sie haben viele Begabungen, die sogenannten normalen Menschen, auch im Alltag, sehr von Nutzen sein können. Die gnadenlose Ehrlichkeit ist sicher nicht immer einfach zu verarbeiten, aber es hat einen riesen Vorteil - ihr werdet nicht belogen! Hat das nicht auch etwas Gutes?

Und seid ihr selbst ein Aspi, wie Leo oder ich, dann sucht euch bitte Hilfe. Sei es durch einen Therapeuten, einem Familienmitglied dem ihr vertraut, einem guten Freund oder Partner. Wichtig ist, ihr nehmt die Hilfe an. Es lohnt sich in jedem Alter. Nehmt euch so, wie ihr seid. Erinnert euch an eure Stärken und glaubt an euch. Ihr seid toll!

Als ich jung war, wollte ich nie Kinder. Wahrscheinlich, weil ich wusste, dass ich anders bin und das keinem Kind antun wollte. Doch wie das Leben so spielt, es kommt immer anders, als man denkt. Ich habe drei Kinder geboren und diese Entscheidungen nie bereut. Auch wenn ich mir für Leo gewünscht hätte, dass er nicht solche wirren Gedanken haben muss und nicht so leiden muss im Kindesalter, glaube ich dennoch, dass er inzwischen glücklich ist und sich der schwere Weg gelohnt hat.

Er hat Menschen gefunden, die ihn lieben, so wie er ist und die ihn zu schätzen wissen.

Ich bin stolz auf meine Kinder und besonders stolz, auf das, was mein Aspi geschafft hat. Meine große Prinzessin, meine beide Prinzen, ich liebe euch. Ebenso wie mein Engelchen und mein kleines Mimo. Danke an meine ganze Familie, ich habe euch lieb. Verzeiht mir bitte die Situationen und Momente, in denen ich nicht funktionieren kann und konnte.

Epilog

Ich glaube das allerwichtigste an meiner Entwicklung ist, dass ich mich inzwischen selbst so annehme, wie ich bin. Genau das hat meine Mutti festgestellt, nachdem ich meine Seminarfacharbeit verteidigt hatte, also mein Kolloquium gehalten habe. Meine Mutti sagte im Anschluss zu mir: „Jetzt bist du angekommen, du hast gelernt dich so zu akzeptieren wie du bist, und du bist toll. Du hast so unendlich viel geschafft. Dein Kolloquium gehalten, so souverän, als hättest du nie etwas anderes gemacht. Ohne Panik. Du hast dein Selbstbewusstsein aufbauen können und du nimmst dich einfach, mit deinen kleinen Eigenarten, an. Die vielen Jahre Therapie haben sich für dich gelohnt. Kein Therapeut und keine Mama, niemand hat die Ratschläge umgesetzt, wir haben dich alle nur begleitet. Du selber, nur du hast es geschafft, das aus dir zu machen, was du heute bist. Durch deine Kraft und durch deinen Willen hast du so viel erreicht. Wir haben dir lediglich Ratschläge geben können. Die Therapeuten, ich oder auch die Familie, wir konnten dir nur sagen, wie du dich in bestimmten Situationen verhalten kannst. Umgesetzt hast du es. Und keiner von uns weiß, was in deinem Kopf vor sich ging oder geht. Ich konnte und kann vieles erahnen, da wir das gleiche Krankheitsbild haben und ich ähnliche Symptome habe wie du, ändern konnte ich jedoch nichts. Wir haben beide viel voneinander gelernt. Du von mir und ich von dir. Und ich habe einfach immer nur versucht, so zu reagieren oder so mit dir umzugehen, wie ich mir gewünscht hätte, dass in meiner Kindheit jemand mit mir umgeht. Nicht schimpfen, nicht bestrafen, dir nicht ständig Fehler vorhalten, sondern einfach nur reden, erklären und Fortschritte würdigen. Du kannst so stolz auf dich sein und ich bin stolz auf dich, ich bin so unendlich stolz auf dich, du bist ein wunderbarer Mensch. Verlier nie den Glauben an dich. Jetzt kann ich dich „loslassen". Ich hab dich lieb mein Schatz."

Hilfestellung für Lehrer und Erzieher

Bevor es losgeht, möchte ich noch sagen, dass ich auf keinen Fall belehrend wirken will und auch nicht vorhabe, mit erhobenen Zeigefinger dazustehen. Hierbei handelt es sich lediglich um Vorschläge, die nach meinem Ermessen, den Umgang mit Asperger-Schülern erleichtern.

klare Strukturen und Routine.
Durch einen geregelten Tagesablauf ohne spontane Änderungen, können sich die Betroffenen auf alles einstellen und haben genug Zeit sich auf Bevorstehendes mental vorzubereiten. Mitunter verringern sie damit ihre Ängste deutlich.
Selbst ein Lehrerwechsel, eine Vertretungsstunde oder eine fremde Person im Unterricht, ist nicht sofort ausgleichend.
Sie brauchen dann Zuspruch seitens des Lehrers, um ihm die Angst vor Unvorhergesehenem oder Neuem zu nehmen. Durch vorherige Absprachen mit dem Schüler, in einem persönlichen Gespräch, über bevorstehende Veränderungen, können ebenfalls Ängste genommen werden.
Kündigen Sie dem Kind, soweit im Nachteilsausgleich angeraten, Arbeiten, auch kleine Kontrollen, vorher an. Mit spontanen Aktionen sind sie völlig überfordert. Die Schüler haben Angst vor Klassenarbeiten, Angst vor der Klasse zu sprechen. Wie Sie auch in einigen Beispielen aus meiner Schulzeit lesen konnten, können kleine Veränderungen, für einen Aspi, den Weltuntergang bedeuten.

Wichtig ist es, die Kinder niemals unter Druck zu setzen.
Wird es den Kindern zu viel, ziehen sie sich schnell zurück und reagieren abweisend oder auch wütend. Mit Erklärungen zu den Aufgaben, erreichen Sie die Kinder. Wenn sie wissen, warum sie etwas tun sollen und den Sinn dahinter kennen, befolgen sie eine Anweisung viel eher. Ein bloßer Befehl, wirkt ohne Erläuterung unlogisch und sinnbefreit auf diese Kinder.

Schüchtern Sie das Kind bitte nicht ein oder bringen Sie es nicht Verlegenheit, vor den Mitschülern. Der Umgang mit anderen Kindern ist ohnehin schon schwierig, bis unmöglich, für Aspis. Behandeln Sie das Kind nicht, als sei es dumm. Lassen Sie ihm seine Privatsphäre und körperliche Abgrenzung. Sofern Sie die Möglichkeit haben, nehmen Sie das Kind beiseite und reden Sie in Ruhe mit ihm.

Kontakt zu den Eltern ist wichtig
Aufgrund des mangelnden Selbstbewusstseins ist nur eine behutsame Förderung sozialer Kontakte, durch eine gezielte Psychotherapie, möglich. Diese Therapie kann durch die Lehrer unterstützt werden, indem sie Kontakt zu den Eltern, sofern sie ebenfalls die Therapie unterstützen, halten, und sich über Fortschritte oder Niederlagen informieren. Die kleinste Veränderung im privaten Umfeld, kann die Kinder für Wochen aus dem Gleichgewicht bringen und somit auch die schulischen Aktivitäten beeinflussen. Schwierig wird es, wenn die Eltern selbst noch nicht mit der Krankheit vertraut sind. Vielleicht besteht eine Möglichkeit, die Eltern zu sensibilisieren. Ansonsten gibt es verschiedene schulpsychologische Dienste, die Ihnen sicher gern hilfreich zur Seite stehen, wenn Sie entsprechende Verhaltensauffälligkeiten an den Schülern beobachten.

Ironie und Sarkasmus führen zu Missverständnissen
Ironische oder sarkastische Redewendungen verstehen Aspis nicht. Diese Art der Kommunikation zu vermeiden, lässt Missverständnisse gar nicht erst aufkommen, da sie Sprache wörtlich auslegen.

Freiraum
Berührungen, Geräusche oder auch Licht, sind für diese Kinder oft sehr unangenehm. Bis die Schüler vollständig sozialisiert sind, ermöglichen sie ihnen, sofern möglich, allein zu sitzen

Die Methode „Du musst das lernen!“ oder „Da musst du durch!“ kann noch mehr Schaden anrichten. Geben Sie ihm den Freiraum, den ein Aspi benötigt und selbst definiert.
Der Lehrer kann an diesem Punkt auch zwischen dem betroffenen Schüler und anderen Kindern, vermitteln. Es gibt Verhaltensweisen, welche diese Kinder nicht erlernen können. Sie können sich Muster abschauen und nachahmen, aber sie werden sie nicht verstehen können.

Unterschätzen Sie diese Kinder nicht
Diese Kinder verfügen häufig über eine sehr hohe Intelligenz, die jedoch, durch ihre mangelnde soziale Kompetenz, nicht erkannt wird. Nur weil die Kinder nicht immer nachvollziehen können, wie sich andere Menschen fühlen, heißt das nicht, dass sie selbst gefühllos sind. Sie fühlen sehr intensiv, können sich aber für andere nicht verständlich ausdrücken. In Situationen, in denen der Schüler überfordert ist, ist es von Vorteil, dem Kind den Freiraum zu geben, das Gespräch zu verlassen. Druck und Zwang in der Situation zu verbleiben, lässt sie aggressiv oder total verängstigt werden. Aus eigener Erfahrung kann ich sagen, dass ich, wenn ich bockig, aggressiv oder arrogant reagiere, keinesfalls böswillig handle. Ich bin dann ganz einfach überfordert mit der Situation und brauche nur meinen Freiraum, um mich zu „sammeln“ oder Hilfe, von einer mir vertrauten Person.
Auch besitzen diese Kinder ein gutes, interessenbezogenes, oft auch fotografisches Gedächtnis.

Lob und Anerkennung
Die betroffenen Kinder brauchen immer wieder Zuspruch und Anerkennung für ihre besondere Begabungen und Erfolge, die sie im sozialen Umgang erzielt haben.
Es gibt Möglichkeiten, gemeinsam mit dem Schüler, diese Aufgaben zu bewältigen oder, soweit vorhanden, dem Nachteilsausgleich Folge zu leisten. Der Nachteilsausgleich

beinhaltet Empfehlungen oder medizinische Maßnahmen, um die Defizite des Betroffenen auszugleichen, zum Beispiel Beeinträchtigung der Motorik oder auch der psychischen und sozialen Störungen. Die Aufgaben können für mündliche, schriftliche oder praktische Leistungen verändert werden.

Bereiten Sie sich vor - kein Aspi gleicht dem anderen.
Nehmen Sie sich einen Augenblick Zeit, wenn Sie erfahren, Sie haben einen Asperger-Autist in Ihrer Klasse, und suchen Sie das Gespräch mit dem Kind und gegebenenfalls auch mit den Eltern. Besprechen Sie gemeinsam mit allen Beteiligten, wie Sie mit dem Kind umgehen können. Legen Sie eine Struktur fest und erinnern Sie das Kind unauffällig daran und haben Sie Geduld.

Aspis können schreiben, sie können teilweise schon sehr früh ihre Gefühle oder ihr Anliegen aufschreiben. Bieten Sie ihren Schülern doch an, aufzuschreiben, was ihn bewegt, um es später gemeinsam zu besprechen.

Vielleicht besteht auch die Möglichkeit, bei mündlichen Aufgaben im Unterricht, dem Schüler die Chance zu geben, die richtige Antwort aufzuschreiben und Ihnen die Lösung dann zu übergeben.
Die Antwort vor der Klasse vorzulesen, wäre dann aber wieder kontraproduktiv. Es ist ja erstmal ein riesen Fortschritt, wenn er sie Ihnen aufschreibt.
Gewähren Sie betroffen Schülern Freiraum, wenn sie gestresst sind und mit allem überfordert. Ein Aspi kann sehr, sehr viel lernen, aber da sind wir wieder am Anfang - nur mit Liebe und Geduld!

Das sind viele Hinweise von mir und ich weiß auch, dass ein Aspi dem Lehrer, sehr viel Geduld und Verständnis abverlangt. Bitte glauben Sie mir, es lohnt sich und auch Sie stehen dann am Ende der Schulzeit, mit Stolz neben ihrem Zögling, denn Sie haben sehr viel zu seiner Entwicklung beigetragen.

Hilfestellungen für Eltern und Verwandte

Ein Asperger-Autist kann seine Gefühle und Ängste schwer in Worte fassen oder für andere verständlich ausdrücken. Umso wichtiger ist es, sich intensiv mit ihrem Kind zu beschäftigen. Psychologen sind sehr wichtig, denn mit Hilfe von außen, kann das Kind, gewisse Verhaltensweisen erlernen. Es kann sich, häufig gegenüber seiner Bezugsperson, öffnen und erklären. Die Familie ist der unabdingbare Halt für diese Kinder. Kennen die Eltern ihre Kinder und schaffen es, ein Vertrauensverhältnis zu ihnen aufzubauen, stellt der Umgang kaum mehr ein Problem dar. Man darf diese Kinder niemals anlügen. Sie brauchen eine klare Struktur und Routine. Es hilft häufig auch nachzufragen, wenn eine Anweisung gegeben wurde, ob es das Kind auch verstanden hat oder nur funktioniert. Erklärungen, warum ein Familienmitglied in bestimmten Situationen anders reagiert oder handelt, sind enorm hilfreich. Asperger-Autisten nehmen das „gesprochene Wort" wörtlich. Beachtet und respektiert man das betroffene Kind, kann es sich häufig in die Familie einfügen. Das erfordert Zeit, Geduld und sehr viel Liebe von den Bezugspersonen und dem familiären Umfeld.

Es ist insofern anstrengend ein Asperger-Autist in der Familie zu haben, da sie viel Aufmerksamkeit benötigen. Jedoch gibt es eine ganz einfache Lösung. Hören sie dem Kind zu, nehmen Sie die Ängste und Probleme ernst. Holen Sie sich Hilfe bei anderen betroffenen Asperger-Autisten und ein kompetenter Psychologe sollte zu Rate gezogen werden.

Ratsam ist, wenn ihr Verhaltensauffälligkeiten an eurem

Kind feststellt und innerfamiliär eine solche Störung bereits aufgetreten ist, eurem Kind Hilfe zukommen zu lassen. Weist den Arzt oder Psychologen bitte unbedingt, auf eventuell bekannte Autismus-Störungen in der Familie hin.

Fragen Sie ihren Aspi bitte nicht: „Warum hast du das jetzt so gemacht? Warum warst du so böse?“ Das Kind weiß es nicht und es möchte eigentlich auch nicht so sein, es ist einfach nur überfordert. Könnte es sich verständlich ausdrücken, wäre das Kind nicht so und dann wäre es kein Aspi.

Fazit

Es gibt Verhaltensweisen, die ein Asperger-Autist erlernen kann und es gibt Defizite, die den Betroffenen ein Leben lang begleiten. Ängste und soziale Interaktionen können durch individuell abgestimmte Therapien und geschulten Umgang in der Familie und seitens der Schule größtenteils abgebaut werden. Doch durch falschen Umgang, nur eines Lehrers, einer nahestehenden Person oder eines Ereignisses, kann ein Chaos in dem betroffenen Menschen ausgelöst werden. Eine jahrelange Therapie kann durch gravierende Einschnitte in Frage gestellt werden, wie zum Beispiel, wiederkehrende Schulangst oder Versagensängste, das Klassenziel nicht zu erreichen oder Angst von der Familie nicht mehr geliebt zu werden. Umso wichtiger ist es, unser Schulsystem so zu gestalten, dass Kinder- und Jugendliche, die an dem Asperger-Syndrom leiden, integriert und nicht ausgegrenzt werden. Lehrer und Erzieher zu sensibilisieren und die Betroffenen so anzunehmen, wie sie sind. Ein Asperger-Autist weiß, dass er „anders" ist und dass es sehr schwer ist, außerhalb der Familie Menschen zu finden, die ihn so mögen, wie er ist. Diese Angst begleitet diese Menschen ein Leben lang.

Danksagung

Meine lieben Freunde, Richard, Daniel, Mina, Pia und Lucas, ohne euch hätte ich den Termin zur rechtzeitigen Abgabe des Buches niemals einhalten können. Ich bin froh euch als Freunde zu haben. DANKE für eure Hilfe!

Bei meiner Freundin Mina bedanke ich mich auch für die moralische Unterstützung und Geduld. In der Zeit war ich alles andere, als einfach zu ertragen. Ich liebe dich!

Mein innigster Dank gilt meiner Mama und meinen Geschwistern, die immer an meiner Seite stehen. Sie waren die größte Unterstützung in meinem Leben. Während meiner Seminarfacharbeit und dem Buch kamen Erinnerungen auf, an Zeiten, in denen der Umgang mit mir sicher nicht immer leicht war. Danke mein großer Bruder, dass du immer noch für mich da bist, obwohl der Umgang mit mir nicht einfach war (mit dir aber auch nicht, grins), wir hatten schon oft sehr schwere Zeiten.
Tobi und Mama Danke für eure Hilfe bei dem Buch!

Papa, ebenfalls ein riesiges Danke dafür, dass du immer für mich da bist, wenn ich dich brauche. Ebenfalls an die Lebensgefährtin meines Papas, sie hat mich sofort akzeptiert und mich immer in ihre Familie integriert. Ich bin gern bei euch.
Danke an meine ganze Familie für euer Verständnis für mich.

Herzlichst bedanken möchte ich mich allem voran, bei meiner Psychologin für die intensive und geduldige langjährige Therapie.

Zuletzt möchte ich mich noch bei allen Lehrern bedanken, die mich in den letzten Jahren begleitet haben und immer versucht haben mit meiner Krankheit umzugehen und mich

zu unterstützen. Besonders bedanken möchte ich mich bei meiner Klassenlehrerin, für ihre Geduld, Ausdauer und die herzliche Unterstützung. Dafür, dass sie den Glauben an mich nie verloren hat.
Ohne ihre Unterstützung und ihren Einsatz, gegenüber den Kollegen, hätte ich meine Seminarfacharbeit nicht präsentieren können und wahrscheinlich wäre das Buch dann auch nie entstanden, geschweige hätte ich mein Abitur geschafft.

Links

www.panikattacken-hilfe.com/panikattacken/

www.neurologen-und-psychiater-im-netz.org/kinder-jugend-psychiatrie/erkrankungen/autismus-spektrum-stoerung-ass/ursachen/

www.asperger-kinder.de

www.aspergia.de

www.autismus-kultur.de

www.asperger-forum.de

www.aspies.de

www.asperger-eltern.de

www.asperger-forum.ch

www.asperger-jugend-forum.de

Glossar

adäquat	angemessen
ADS/ADHS	Attention-Disorder-Symptom, auch Aufmerksamkeits-Defizit-Syndrom mit Hyperaktivität
Autismus	tiefgreifende Entwicklungsstörung des Gehirns
Defizit	Mangel
Diskrepanz	Missverhältnis, Abweichung
EEG	Elektroenzephalographie, Aufzeichnung der elektrischen Aktivität im Gehirn
Eventualitäten	Geschehnisse, die eintreten könnten
Facetten	auch Aspekt, Seite
Faible	Vorliebe, Neigung
Frontalunterricht	klassische Unterrichtsform im Klassenverband
Gehirnareal	im Großhirn räumlich abgrenzbarer Bereich
Gehirnkern	bedeutende Verbindung von Großhirn und Zwischenhirn
Gestik/Mimik	die Sprache begleitende Bewegungen von Körperteilen/Gesichtsmuskeln
gravierend	bedeutend, schwer wiegend
Ironie	indirekter Spott, bei dem das Gegenteil des Gemeinten gesagt wird

kognitiv	Funktionen des Menschen, die mit der *menschlichen Erkenntnis- und Informationsverarbeitung in Zusammenhang stehen*
kompensieren	ausgleichen
konform	übereinstimmend
Konstellation	Gesamtsituation, Sachlage, Gesamtheit der Umstände
konträr	gegenteilig, gegensätzlich
labil	instabil, nicht fest, leicht veränderbar
motorisch	den Bewegungsapparat und seine Abläufe betreffend
Neurobiologie	Teilgebiet der Biologie, das sich mit Funktion und Struktur des Nervensystems beschäftigt
neuronal typische Menschen	Personen mit normalen Denkmustern in Bezug auf Logik und Emotionen; unter Asperger-Betroffenen oft Begriff für Nichtbetroffene
Neurosen	psychische Störungen ohne erkennbare körperliche Ursache; früher: Sammelbegriff vieler psychischer Störungen
nonverbal/verbal	nichtsprachlich/sprachlich
Nuancen	auch Feinheit, Abstufung, Kleinigkeit
penibel/pedantisch	übertrieben genau

Pietät	ehrfurchtsvolle Rücksichtnahme auf Religion und Moral, oft Toten gegenüber
Prozedur	Ablauf, Verfahrensweise
Psychosen	schwere psychische Störung mit teilweisen Realitätsverlust
Repertoire	Bestand, Vorrat
Sarkasmus	verletzender Spott
sensibilisieren	auf etwas aufmerksam machen, hinweisen auf
simultan	gleichzeitig
skurril	sonderbar, seltsam
soziale Intelligenz	Fähigkeit Andere zu verstehen und sich in sie hineinversetzen zu können
stereotypisches Verhalten	in gleicher Art wiederkehrendes Handeln/Reagieren
Strattera	einer von vielen Handelsnamen für den Wirkstoff Atomoxetin zur Behandlung bei ADS/ADHS
Zwangsneurosen	psychische Störung mit schwer unterdrückbaren Handlungsimpulsen
Zynismus	sehr stark verletzender und rücksichtsloser Spott

Literaturverzeichnis

- Steindal, Karin: Das Asperger-Syndrom
  Bundesverband Hilfe für das autistische Kind
  2. Auflage, Hamburg 1997

- Attwood, Tony: Asperger-Syndrom
  Trias Verlag in MVS Medizinverlage
  3. Auflage, Stuttgart 2010

- diverse Autoren: Pschyrembel - Klinisches Wörterbuch, Walter de Gruyter GmbH & Co.KG, 261. Auflage, Berlin 2007

- Rexilius und Grubitzsch: Psychologische Grundbegriffe. Rowohlt Taschenbuch Verlag GmbH, Originalausgabe, Hamburg 1981

Quellenverzeichnis

- http://www.icd-code.de/icd/code/F84.5.html

- http://www.intakt.info/informationen-und-recht/diagnose-behindert/autismus/asperger-syndrom

- http://www.bhbosch-stiftung.de/asperger

- http://aspergia.de/index.php?cat=Asperger%20Syndrom

- http://www.onmeda.de/krankheiten/asperger syndrom-therapie-17495-6.html

Der Umwelt zuliebe wurde dieses Buch nicht einzeln in Folie eingeschweißt.